P9-ELV-641

El buen dormir

PERE LEÓN

El buen dormir

Cómo crear un lugar de descanso adecuado

Duerme bien, vive mejor

URANO
Argentina – Chile – Colombia – España
Estados Unidos – México – Perú – Uruguay

1.ª edición Mayo 2018

Plaza de los Reyes Magos 8, piso 1.º C y D – 28007 Madrid
www.edicionesurano.com

ISBN: 978-84-16720-33-0
E-ISBN: 978-84-17312-22-0
Depósito legal: B-9.974-2018

Fotocomposición: Ediciones Urano, S.A.U.
Impreso por: Rodesa, S.A. – Polígono Industrial San Miguel – Parcelas E7-E8
31132 Villatuerta (Navarra)

Impreso en España – *Printed in Spain*

Índice

Parte 1

LO QUE HAY QUE SABER
Dormir bien para vivir mejor

Parte 2

LO QUE HAY QUE EVITAR
Usos y abusos

Parte 3

LO QUE HAY QUE HACER
¡Adopta medidas ya y vive mejor!

Parte 4

TESTIMONIOS

Casas y casos

Introducción

Querido lector:

Si tienes este libro en tus manos, seguramente es porque no duermes bien o alguien en tu entorno próximo, tal vez tu pareja o tus hijos, se queja con frecuencia de que duerme mal. Me atrevo a aventurar incluso que has probado con diferentes remedios, desde cambiar de almohada hasta tomar algún tipo de pastilla, aunque sin demasiado éxito, o al menos no con un éxito total. Entonces, has visto el título de este libro, *El buen dormir*, y has pensado: «¿Y si hay algo que todavía no he probado y que podría encontrar aquí?».

La pretensión del título era precisamente esta: llamar tu atención sobre una realidad que me encuentro a diario en mi trabajo y que afecta a muchas más personas de las que podría parecer; quizá tú entre ellas. Se trata del mal dormir, o sea, del malestar que provoca en nuestras vidas no poder disfrutar de un sueño reparador. Ese malestar, como veremos en detalle más adelante, puede tener consecuencias de diferente magnitud, desde un cansancio más o menos crónico a una enfermedad grave como un cáncer. No quiero alarmarte, ni mucho menos, pero sí que prestes atención a una serie de factores que probablemente no has tenido muy en cuenta hasta ahora y que, acumulados a lo largo del tiempo, pueden tener consecuencias nefastas para tu salud.

Como geobiólogo, me encuentro a diario con personas que sufren graves enfermedades (cáncer, fibromialgia, fatiga crónica, entre otras) y que viven y duermen en lo que se conoce como «casas enfermas», es decir, casas alteradas por radiaciones, tanto naturales como artificiales (esto es, creadas por los seres humanos). Estas ondas, debido a su acción continuada durante mucho tiempo sobre el cuerpo de estas personas, o sobre ciertas partes concretas de su cuerpo, las van debilitando y acaban teniendo consecuencias negativas sobre su bienestar.

Lo que veo también en mi trabajo es que este fenómeno va en aumento, pues cada día crece la cantidad de radiaciones a las que estamos sometidos en nuestro entorno inmediato, así como su intensidad. Disculpa la inmodestia, pero sé de lo que hablo: llevo más de 10 años realizando estudios geobiológicos y mediciones ambientales, y en este tiempo habré analizado más de 3.000 casas, con un total de unas 9.000 camas. Me he encontrado con cerca de 900 casos de cáncer. ¿Te parece una cantidad desdeñable? No pretendo agobiarte ni ser negativo, sino simplemente presentarte una realidad todavía no suficientemente conocida sobre la que cada vez existen más evidencias empíricas. Sería exagerado afirmar que todos los cánceres son causados por agentes externos, pues en la enfermedad también intervienen la genética y el estilo de vida, pero, por mi experiencia, puedo afirmar que al menos un 60% de los cánceres tienen su origen en una exposición prolongada, de entre 6 y 8 años, a radiaciones nocivas. Es decir, son producto de agresiones externas de las que, en buena medida, nos podemos proteger.

En este libro voy a hablarte de lo importante que es dormir bien para vivir mejor. Hemos convertido muchos de nuestros hogares, sin darnos cuenta, en casas enfermas, y eso ha acabado por enfermarnos a nosotros. Nuestra casa es el lugar del mundo donde más tiempo pasamos, aproximadamente la mitad de nuestra vida. Si tomamos como dato de referencia que la esperanza de vida va *in crescendo* y se acerca ya a los 90 años en algunos países, mediante un cálculo sencillo obtenemos que podemos pasarnos 45 años dentro de nuestro hogar, 30 de ellos durmiendo (o tratando de dormir). Si durante esos 30 años no descansamos bien, nos pasaremos los 60 años de vigilia restantes arrastrándonos y desaprovechando la vida. O, peor aún, luchando contra alguna enfermedad, pues la falta de descanso debilita el sistema inmunológico y nos expone a multitud de enfermedades, como veremos en los próximos capítulos.

En las sociedades avanzadas tenemos ya cierta conciencia de la importancia de comer bien y hacer deporte, pero todavía no mucha (y, en cualquier caso, no la suficiente) de la importancia de dormir bien, de descansar de una manera reparadora. Aquí me centraré justamente en ese tercio de la vida en que tendríamos que descansar y no lo hacemos, o al menos no lo suficiente. Y, claro está, en lo que tenemos que hacer para corregir esta situación.

Como dice Woody Allen, con su ironía característica: «Hay que trabajar ocho horas y dormir ocho horas, pero no las mismas». Si no dormimos lo suficiente cuando toca, iremos por la vida cansados, tristes y apáticos, y acabaremos durmiéndonos cuando no toca. O tomando cafés y otros estimulantes para mantenernos despiertos. Y eso a la larga pasa factura.

¿Te gustaría saber cómo dormir bien para vivir mejor?

Recuerda

Tu casa es el lugar del mundo donde más tiempo pasas, sobre todo descansando. Si vives en una casa enferma, sometida a radiaciones de manera permanente, tu descanso no será reparador y acabarás enfermando.

Parte 1

LO QUE HAY QUE SABER

Dormir bien para vivir mejor

¿Por qué enfermamos?

Vista de forma esquemática, nuestra vida se divide en tercios: una tercera parte de ella trabajamos, otra tercera parte dormimos y el resto procuramos cuidarnos, o sea, comer bien, tener unos hábitos saludables, etc. Hay cada vez más conciencia sobre la importancia de cuidarse, de hacer deporte, de no fumar, de relacionarse bien con uno mismo y con los demás... Sin embargo, de poco te servirá cuidarte durante ese tercio de tu vida si después no tienes un sueño reparador. Y sobre esto falta todavía conciencia.

Fíjate un momento en el siguiente cuadro:

Tu vida

Vigilia		**Descanso**
Trabajo	No Trabajo	
8 h (=1/3)	8 h (=1/3)	8 h (=1/3)
Condiciones ambientales adecuadas Falta conciencia	Comer bien Hábitos sanos Deportes Foco actual (conciencia)	Reparación (no agresión) Falta conciencia

Si no dormimos bien, es decir, en unas condiciones adecuadas para descansar lo suficiente y repararnos, para que nuestro sistema inmunitario realice su labor, enfermamos. Seguro que alguna vez has pasado una noche sin dormir, ¿verdad? ¿Recuerdas los efectos que eso ha tenido al día siguiente, incluso en los días siguientes? ¿Puedes imaginarte lo que le pasaría a tu cuerpo y a tu mente tras, por ejemplo, siete noches sin dormir? Hay algunos vídeos en Internet que lo explican, por si tienes curiosidad. No entraré aquí en detalles, pero sí te diré que los efectos para el organismo son... ¡catastróficos!

Pasar noches en vela o durmiendo mal es una auténtica tortura. Tiene consecuencias tanto inmediatas como a largo plazo sobre nuestra salud, nuestro humor, nuestras relaciones, nuestro trabajo... O sea, sobre nuestra vida en general. Por eso, después de publicar en los últimos años *La buena onda* y *Vivir en modo avión*, en esta ocasión me he propuesto centrarme en las causas y en las consecuencias del mal dormir. Y, por supuesto, en cómo prevenirlas y cómo lograr un «buen dormir».

Para entender bien cómo nos afectan las radiaciones, tenemos que entender cómo enfermamos. El cuerpo humano está programado para la homeostasis, es decir, para encontrar su propio equilibrio interno y autocurarse. En nuestras células tenemos la información genética necesaria para autorrepararnos. De hecho, se ha observado en autopsias que algunas personas habían superado uno o dos procesos cancerosos sin saber que los habían padecido, o sea, sin haber expresado síntomas en vida. El cuerpo había hecho su labor autocurativa de forma tan rápida y eficaz que la persona ni siquiera se había enterado de que tenía cáncer.

Esto da una idea de hasta qué punto nuestro sistema inmunitario es potente y maravilloso, dotado de una gran capacidad para autorregenerarnos y repararnos (unas personas más que otras, eso sí, por cuestiones genéticas y de estilo de vida). Los problemas aparecen cuando el sistema inmunitario tiene que soportar demasiadas cargas, ya sean físicas o psicológicas. Las radiaciones son una carga para el cuerpo y le impiden repararse y equilibrarse; por eso es tan importante localizarlas, reconocerlas y, a ser posible, neutralizar sus efectos.

Parte de nuestra predisposición a enfermar viene marcada por la genética. Se calcula que nuestros genes son responsables de ello en un 25%, aproximadamente, mientras que un 45% depende de nuestro estilo de vida y un 30% de nuestro descanso nocturno. Si nuestro estilo de vida no es saludable y si no dormimos en un sitio apropiado y en unas condiciones adecuadas, es muy probable que desarrollemos las enfermedades para las que estamos predispuestos genéticamente. En cambio, si tenemos un estilo de vida saludable y dormimos bien, es probable que no lleguemos a desarrollarlas o, en el peor de los casos, lo haremos mucho más tarde.

Origen de las enfermedades

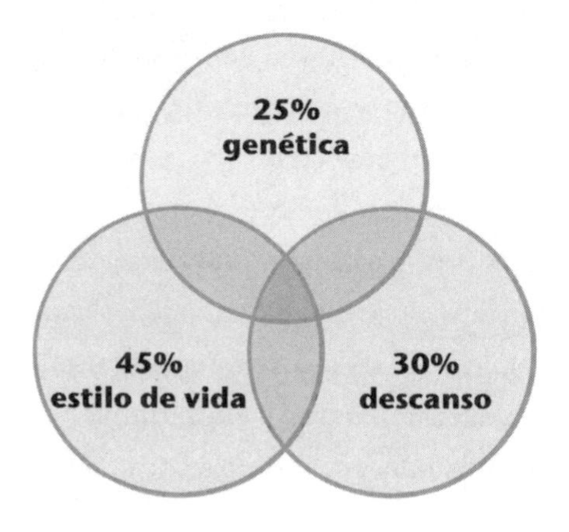

Para conocer mejor tu predisposición a ciertas enfermedades, te recomiendo que te hagas un test genético. Esta prueba, que hoy en día ya es económicamente asequible, te permitirá saber cuáles son tus puntos débiles o de riesgo. Es una manera de descartar o confirmar sospechas sobre tu tendencia a desarrollar ciertas enfermedades. A veces la huella genética es muy marcada, como en el caso de algunas ramas familiares de mujeres con cáncer de mama, pero en otras puede que nuestras sospechas sean infundadas. Lo mismo pasa con otras enfermedades. Un test te aportará luz sobre esto y te servirá para saber de qué pie cojeas o podrías cojear en algún momento.

En cuanto al 45% que tiene que ver con el estilo de vida, influyen diferentes factores: cómo te alimentas, si haces deporte o no, si fumas, si tienes unos horarios regulares, si sigues los ritmos circadianos del sol (luego veremos en qué consiste esto y lo importante que es), entre otras cosas. Por ejemplo, las personas que habitualmente están en vigilia durante la noche (por motivos de trabajo, por ejemplo) tienen una esperanza de vida hasta seis años menor que el resto.

Dentro del estilo de vida entra también la alimentación. Cuando hablo de alimentación en relación con el estilo de vida, me gusta resumirlo en la siguiente frase: «Somos lo que comemos, dónde nos lo comemos y cómo nos lo comemos». Y es que no se trata solo de qué alimentos ingerimos, sino de en qué entorno (tranquilo o ruidoso, por ejemplo), a qué velocidad...

Tanto el estilo de vida como el dormir suelen depender de nuestras decisiones, y sobre todo de lo conscientes que seamos de su trascendencia. No siempre podremos elegir, eso está claro, por ejemplo durante los viajes, pero sí podemos establecer una serie de hábitos saludables. El peso del descanso en el origen de las enfermedades se cifra aproximadamente en un 30%. Dicho de otra forma: si adoptas medidas para descansar mejor, para repararte de manera adecuada, puedes reducir hasta en un 30% la probabilidad de desarrollar determinadas enfermedades. Está en tu mano hacerlo, pues depende principalmente de ti.

¿Quieres mejorar tu descanso y, de paso, tu vida?

Recuerda

Pasamos una tercera parte de nuestra vida durmiendo. Si no descansamos bien, no podremos disfrutar de las otras dos terceras partes. No tendremos energía suficiente para trabajar, disfrutar de nuestras aficiones, relacionarnos... Y enfermaremos más fácilmente.

¡Eso son tonterías!

Me encuentro con frecuencia con personas que desprecian o banalizan la influencia de las ondas naturales y artificiales en el sueño y, por extensión, en la salud. Normalmente, la persona que me llama y me pide que haga un estudio de biohabitabilidad de su casa suele estar sensibilizada sobre el tema, pero a menudo su pareja o algún familiar se muestran críticos. Me sucede, por ejemplo, con algunos matrimonios. Uno de los dos se muestra totalmente escéptico sobre el efecto nocivo de las radiaciones, e incluso me dice cosas como «Eso son tonterías» o como «No creo en todo eso».

También me ha sucedido en alguna ocasión cuando he acudido a algún programa de radio para ser entrevistado. Entre las llamadas, casi siempre hay alguna de algún oyente airado que profiere frases parecidas, en ocasiones incluso con cierta agresividad, lo cual no deja de sorprenderme, porque mi objetivo no es otro que contribuir al bienestar de las personas. Los geobiólogos no somos vendedores de crecepelo del Viejo Oeste americano, sino personas racionales con sistemas de medición fiables, estudios de varios años a nuestras espaldas, una tradición de siglos y una firme voluntad de ayudar a los demás.

Hay, por tanto, cierta resistencia a aceptar que las radiaciones pueden afectarnos negativamente, como si se tratara de una superstición o de un engaño. A veces he pensado que esto puede deberse a que las ondas telúricas o electromagnéticas son invisibles y estamos muy inmersos en la cultura del «si no lo veo, no lo creo». Sin embargo, se acepta sin ningún problema que una exposición excesiva a las radiaciones solares perjudica a nuestra piel y que es necesario usar protección, o que la energía nuclear es peligrosa porque puede dar lugar a escapes de radiactividad. ¿No sería hora, por tanto, de empezar a tomarnos en serio esta cuestión, aunque solo sea por un principio de precaución?

Después de más de diez años realizando estudios en miles de hogares y empresas, te puedo asegurar que no se trata de ninguna superstición. Es ciencia. Y hay ya miles de investigaciones que avalan los efectos de las radiaciones, sobre todo a medio y largo plazo, y que dan pleno sentido a los consejos que más adelante te daré.

Habrá quien seguirá dudando, pero no importa: hasta hace poco también había personas que negaban que fumar es perjudicial para la salud y que produce cáncer. Han tenido que morir muchas personas para que al fin se haya generalizado el rechazo social hacia el tabaco. ¿Vamos a dejar que pase lo mismo con las radiaciones?

Mi mensaje es claro y sencillo: con las radiaciones pasa lo mismo que con el tabaco: fumar un cigarro una vez en la vida no mata, pero fumar varios al día durante mucho tiempo sí. Los efectos de estar en un lugar alterado por ondas nocivas, tanto de origen natural como artificial, no son inmediatos, sino que aparecen a medio y largo plazo.

En cuanto a las medidas correctoras, como cambiar la cama de lugar o dejar de dormir con el móvil en la mesilla de noche, se pueden notar inmediatamente si la agresión que sufre la persona es grave, o bien al cabo de un tiempo si es leve. Cuando realizo cambios para que la persona duerma mejor, siempre aconsejo esperar al menos 21 días para empezar a notar su efecto, pues se sabe que ese es el tiempo medio que una persona tarda en integrar cualquier cambio en su vida: de conducta, de hábito, de dieta o de cualquier tipo. Se trata, no obstante, de un período de tiempo orientativo, pues hay personas que tardan más y otras que notan enseguida los cambios, igual que hay personas más sensibles y otras que lo son menos.

El efecto de las ondas, por tanto, no es inmediato, y eso hace que a algunas personas les resulte difícil establecer una relación de causa efecto con ciertas enfermedades o disfunciones del organismo. Pero la relación existe. Se ha constatado, por ejemplo, que existe una relación directa entre las radiaciones electromagnéticas y el cáncer. Y te aseguro que no soy sospechoso de ser tecnofóbico. Soy el primero al que le gusta disfrutar de las nuevas tecnologías (¡me encantan los *gadgets*!). Pero a estas alturas no podemos ignorar las evidencias, cada vez mayores, en el sentido de que la exposición continuada a radiaciones artificiales (las de las antenas, los móviles o las redes wifi, para resumírtelo) es un factor determinante en el desarrollo de muchas enfermedades, entre ellas el cáncer. No quiero cansarte con referencias, estudios y libros, así que he elaborado un listado que encontrarás al final del libro, en el apartado «Bibliografía y estudios», y te invito a que lo consultes si quieres profundizar en el tema.

En cuanto a mi experiencia, me encuentro a menudo con edificios o zonas concretas de un edificio donde hay una proporción desorbitada de personas enfermas o con determinados problemas de salud. Estas personas se muestran muy agradecidas cuando realizo cambios en su entorno y experimentan una mejora en su salud, pero todavía son reticentes a compartirlo con sus amigos o sus compañeros de trabajo, incluso con su familia, porque creen que les tomarán por personas un poco raras. Me gustaría que este libro contribuyera a vencer esa resistencia, y por eso te invito no solo a abrir los ojos, sino también la mente y el corazón. Hay muchas cosas que no vemos y que, sin embargo, existen. Debemos normalizar estos temas y compartirlos con nuestro entorno para lograr que se conozcan más y todo el mundo pueda beneficiarse del conocimiento.

Te diré más: incluso aunque no hubiera pruebas científicas, que las hay, ¿no tendría sentido usar todos los medios a nuestro alcance para solucionar, o al menos paliar, nuestros problemas de salud? Imagina, por ejemplo, que sufres cefaleas persistentes y alguien te dice que cambiando algún aspecto de tu alimentación pueden desaparecer. ¿No lo probarías? ¿No probarías incluso a hacer el pino diez veces al día si alguien te dijera que existen indicios de que eso te puede curar?

Recuerda

No es que las radiaciones causen directamente cáncer u otras enfermedades, sino que una exposición continuada a ellas debilita el sistema inmunitario, lo que favorece el desarrollo de enfermedades. Es lo mismo que pasa con la exposición excesiva a las radiaciones solares (los rayos ultravioleta), que favorece la aparición del cáncer de piel. O con el consumo continuado de tabaco, que aumenta el riesgo de desarrollar un cáncer de pulmón en un 1.200%.

Causas del mal dormir

Como te decía, dedicamos cada vez más tiempo a cuidarnos, en especial en los países económica y socialmente más avanzados. Nos preocupamos de nuestra alimentación, evitamos las grasas, realizamos algún tipo de actividad física con regularidad, vamos al psicólogo cuando tenemos algún problema emocional y practicamos disciplinas orientales como el yoga y el taichí, sin olvidar la meditación o el *mindfulness*, cada vez más extendidos en Occidente. Sin embargo, apenas dedicamos tiempo a analizar las condiciones en que dormimos. Y es que no somos suficientemente conscientes de lo fundamental que es el descanso nocturno para nuestra salud y nuestro bienestar. Es justo durante esas horas cuando nuestro cuerpo se regenera, cuando las células pasan revista y hacen su puesta a punto. De hecho, siempre digo que el dormitorio, y en concreto la cama, es nuestro «taller de reparación celular».

Muchas personas se acostumbran a dormir poco y a descansar mal. Creen que es lo normal y lo aceptan como una fatalidad, como algo irremediable. Incluso bastantes de ellas toman cada noche pastillas para dormir, o algún tipo de remedio natural, convencidas de que es la única solución posible. Pero hay otras posibilidades.

Tal vez seas una de estas personas, alguien que no duerme bien, que se desvela a media noche (una o varias veces), que a menudo se siente cansado y sin energía al día siguiente (o de forma casi permanente), que vive estresado y angustiado sin causa aparente, etc. Si es así, no te resignes, pues la solución puede estar mucho más a mano de lo que imaginas.

Aunque antes te hablaba de ocho horas de sueño como norma habitual, lo importante no es tanto la cantidad de horas que duermas como tener un sueño reparador. Una mala noche, o incluso una mala época, la puede tener cualquiera, sobre todo cuando vivimos situaciones emocionalmente intensas o cuando algún tema nos inquieta en particular. Esto no debe preocuparnos. Lo preocupante es cuando dormir mal y estar cansados durante el día se convierte en lo habitual; tanto que dejamos de darle importancia y pasamos a creer que es normal. Hay personas que duermen tres horas de media cada noche y acaban creyendo que ellas son así y que con eso tienen bastante, y no reparan en el hecho de que se cansan con mucha facilidad, de que se duermen a deshoras, de que están desanimadas sin una causa concreta, de que se sienten a menudo desmotivadas, o de que tienen algún otro tipo de problema similar.

Las causas del mal dormir, y de todo lo que comporta, pueden ser diversas. La más habitual y menos conocida es la exposición continuada a radiaciones, tanto naturales como generadas por nuestra actividad, que debilitan nuestro sistema inmunitario. Hay personas, por ejemplo, que duermen habitualmente mal y cuando se van un fin de semana a un hotel lo hacen a pierna suelta. Se autoconvencen de que la causa es otra: porque están de vacaciones y no tienen preocupaciones, porque el hotel o la casa rural están en un lugar muy tranquilo, etc. Al cabo de unos días vuelven a casa y siguen durmiendo fatal.

Si este es tu caso, es muy posible que en tu dormitorio habitual haya algo que distorsione tu descanso. De momento no te pido que hagas nada, solo que tengas en cuenta esta posibilidad, que la observes aplicando el sentido común. Te pido que contemples una posibilidad que tal vez hasta ahora no se te había pasado por la cabeza: que tal vez estás durmiendo en lo que los expertos en la materia llamamos un «lugar alterado». No se trata de nada esotérico, sino de radiaciones, medibles con aparatos tecnológicamente avanzados y cuyos efectos han sido o están siendo estudiados por universidades e instituciones de gran prestigio en todo el mundo.

Recuerda

Es normal dormir mal una noche o durante una temporada emocionalmente intensa. Pero, si se convierte en algo habitual, contempla la posibilidad de que estés durmiendo en un «lugar alterado», es decir, sometido a la influencia permanente de radiaciones.

Tu tercera piel

Todos somos conscientes de nuestra piel. La vemos, la tocamos, la sentimos. Y, como sabemos que es importante protegerla, nos ponemos crema solar o crema hidratante. También prestamos atención a nuestra segunda piel: la ropa que nos ponemos. Nos sirve para protegernos del frío y de las miradas ajenas, entre otras cosas. Pero hay una tercera piel: el lugar donde dormimos y el lugar donde trabajamos, que es donde pasamos más tiempo cada día. O sea, el dormitorio y, para los que lo tengan, el lugar de trabajo.

Esta tercera piel, como la primera y la segunda, tiene que ser confortable y acogedora. Y tiene que favorecer que hagamos los procesos biológicos de manera natural, porque no debemos olvidar en ningún momento que somos organismos vivos y, por tanto, sensibles al entorno y sometidos a procesos de autorregulación. Si las condiciones climáticas, ergonómicas, acústicas, entre otras, son malas, descansaremos menos en el hogar y rendiremos menos en el trabajo. Y, volviendo a la cita irónica de Woody Allen, puede que las ocho horas diarias de trabajo se acaben solapando con las ocho horas de descanso.

Aquí te hablaré principalmente del lugar de descanso, pues esa es la temática central de este libro, pero no olvides que las condiciones en el lugar de trabajo también son importantes. Próximamente publicaré un libro centrado, precisamente, en el efecto de las radiaciones en el lugar de trabajo. Te adelanto aquí alguna consideración. La mayoría de nosotros pasamos varias horas al día trabajando en un espacio cerrado, y a menudo las condiciones de ese lugar no son las más adecuadas: la silla no es lo suficientemente cómoda; la situación de la silla respecto a la mesa no es correcta y nos produce dolor de espalda; el monitor del ordenador nos cansa la vista y agota nuestra capacidad de concentración porque la velocidad de refresco de la pantalla es demasiado lenta; la iluminación del espacio es insuficiente o excesiva, y además no replica el espectro lumínico del sol. Entre otros factores.

Como veremos también cuando hablemos del hogar, es importante que la luz que usemos para trabajar tenga la máxima sincronización con la luz de la naturaleza en cada momento del día (de esto se ocupa la llamada «cronobiología»). Lo ideal es trabajar siempre que se pueda con luz natural, y, si no es posible, al menos con una luz artificial adecuada al momento del día. También hay que tener en cuenta el resto de los aspectos relacionados con el entorno físico y con las radiaciones: la temperatura, la ventilación, los campos eléctricos producidos por ordenadores y *routers* (entre otros dispositivos), el ruido, la presencia de personas tóxicas alrededor... Todo nos influye en alguna medida.

Una vez estudié el edificio de oficinas de un conocido y prestigioso museo. De las 150 personas que trabajaban o habían trabajado allí, más de 30 sufrían lipoatrofia en el tejido adiposo, además de cansancio crónico. Curiosamente, esas personas estaban en la misma vertical del edificio, que tenía varias plantas. En nuestro país, en 2007 empezamos a oír hablar del «síndrome del edificio enfermo» a raíz de los problemas detectados en los edificios de las empresas Aguas de Barcelona (Agbar), Gas Natural y Caixa de Barcelona. La alarma la dieron, justamente, numerosos y reiterados casos de lipoatrofia.

Tanto en las empresas como en los hogares, usamos cada vez más aparatos electrónicos sin asegurarnos previamente de su inocuidad. Afortunadamente, cada vez son más las empresas que, en lugar de ignorar este problema, lo asumen como propio, entendiendo que, si sus empleados no están bien, esto repercutirá tarde o temprano en sus balances. Por eso, cada vez más compañías encargan estudios de biohabitabilidad. A partir de los resultados, se elaboran protocolos sobre instalaciones de ventilación, climatización, humidificación, acondicionamiento tecnológico, electricidad, entre otros factores.

Siempre, en todas partes, hay resistencias y mentes cerradas. Siempre habrá quien esgrima excusas de todo tipo para eludir la realidad o evitar que se conozca, a veces por intereses económicos y a veces por pura ignorancia. Lo importante es que no nos dejemos convencer, sino que luchemos para que nuestra tercera piel realmente nos proteja.

Recuerda

Hay lugares que hacen enfermar a las personas, lugares alterados por radiaciones. Por eso es muy importante que los sitios donde pasas muchas horas, tanto en casa como en el trabajo, sean adecuados desde un punto de vista ambiental.

¿Seguro que duermes bien?

Cuando entro en un hogar para realizar un estudio de biohabitabilidad (o sea, de las condiciones que ofrece la vivienda para las personas que habitan en ella), la primera pregunta que hago es: «¿Duermen ustedes bien?». A menudo me contestan, con rapidez y cierta ligereza: «Sí, muy bien». Sin embargo, cuando entramos en detalles, casi siempre me cuentan cosas como que uno de los miembros de la pareja toma somníferos, que el otro se despierta cada noche tres o cuatro veces y le cuesta conciliar de nuevo el sueño, que los niños se levantan durante la noche y se van a la cama de los padres, que uno de los hijos amanece todos los días durmiendo al revés de como se acostó, con la cabeza en los pies de la cama y los pies en el cabezal, etc. Y esto, por más que algunas personas lo hayan asumido como normal, no es dormir bien.

El buen dormir consiste en cerrar los ojos y descansar durante ocho horas (aunque hay personas que tienen suficiente con un poco menos), y luego despertarse con energía suficiente para emprender la jornada con buen ánimo. Está demostrado que necesitamos que esas horas de descanso sean de calidad para reponernos y funcionar bien. ¿Qué quiere decir «descanso de calidad» en este contexto?

Pues descansar en un lugar con una buena temperatura, sin ruidos, sin luz, con un colchón en condiciones, con un buen apoyo cervical y manteniendo lo más lejos posible las radiaciones y los campos electromagnéticos, tanto los que proceden de la naturaleza como los generados por el ser humano. La mayoría de las personas no tiene en cuenta la incidencia negativa que pueden tener en su descanso el uso de un radiodespertador o dejar el móvil en la mesilla de noche; o dormirse leyendo en una tableta o mirando la televisión desde la cama; o no revisar la instalación eléctrica para asegurarse de que los enchufes tienen toma de tierra y las instalaciones eléctricas están bien protegidas. El móvil, como veremos después, merece un capítulo aparte. Cada vez más personas lo dejan durante la noche en la mesita y lo usan para despertarse, y no son conscientes de que este aparato se pasa horas buscando señal y emitiendo campos eléctricos que alteran el ritmo circadiano, del que también te hablaré con detalle más adelante. Además, aunque las radiaciones que emite son poco potentes y aparentemente no alteran las moléculas del cuerpo, numerosos estudios han observado modificaciones y un cambio del comportamiento del ADN de las células en exposiciones prolongadas.

Es cierto que no todo el mundo responde de la misma manera a las radiaciones. A algunas personas les afectan más y a otras menos, como sucede con otros agentes externos, como los alimentos, el sol, la contaminación o el consumo de determinados alimentos o sustancias, como el café, el gluten, las bebidas alcohólicas, etc. Muchas personas son intolerantes, por ejemplo, a la leche de vaca, pero lo son en diferentes grados. Algunas muestran síntomas muy claros y muy leves, o incluso no muestran síntomas, pues son intolerantes en un grado mucho menor. ¿Podemos decir, partiendo de este ejemplo, que el consumo de derivados de la leche es perjudicial para las personas? Respuesta: para algunas sí y para otras no, y para algunas mucho y para otras poco. Ahora bien, ante la duda, o ante algún síntoma, ¿no es mejor dejar de tomar leche? ¿Y no es mejor quitar el móvil de la mesilla de noche, o al menos ponerlo en modo avión para que deje de buscar señal constantemente?

Test del buen/mal dormir

Te propongo, para terminar este capítulo, responder a un sencillo test para ver en qué grado te están afectando las radiaciones que puedan estar incidiendo en tu hogar, en concreto en tu dormitorio. Si respondes afirmativamente al menos a tres preguntas, te aconsejo que sigas leyendo y te plantees la posibilidad de realizar un estudio de biohabitabilidad de tu hogar.

1. ¿Te despiertas a menudo entre las 3 y las 4 de la madrugada sin motivo aparente y te cuesta mucho volver a conciliar el sueño?
2. ¿Te levantas a menudo con dolor articular y/o de cabeza?
3. ¿Aprietas mucho los dientes o tienes dolor cervical y/o lumbar?

4. ¿Te despiertas con la sensación de no haber descansado?
5. ¿Se levantan o gritan tus hijos por la noche y van a tu cama?
6. ¿Te sientes triste, apático, nervioso o irritable sin motivo aparente?
7. Si eres mujer, ¿sufres alteraciones del periodo menstrual o menopausia prematura?
8. ¿Se te cae mucho el pelo o sufres irritaciones cutáneas?
9. ¿Te resfrías a menudo o sufres bajadas de defensas?
10. ¿Duermes mejor fuera de casa que en casa?

Recuerda

Dormir bien significa recuperarse y tener energía al día siguiente para funcionar. En tu caso, ¿seguro que duermes bien? Pregúntatelo. No te conformes con un simple sí o no y ve más allá: pregúntate si sufres alguno de los síntomas característicos del mal dormir. Completa el test del buen/mal dormir.

Una visita a Mickey Mouse

Tal vez pensarás: «Yo no dejo el móvil en la mesita de noche, apago el *router* y he revisado mi instalación eléctrica, y sin embargo me despierto a menudo por la noche y me siento cansado al día siguiente». En este caso es muy probable que tengas un problema con otro tipo de radiaciones. Me refiero a unas radiaciones que pueden afectar más incluso que las de los móviles o el wifi, y que por ser desconocidas para la mayor parte de las personas no se tienen en cuenta: las radiaciones naturales, en especial las que provienen del subsuelo.

Las radiaciones telúricas (del latín *tellus*, «tierra») son radiaciones naturales, como podría ser la del sol, pero con otras características. Se producen principalmente por el roce del agua con las paredes de los canales subterráneos por los que circula. El subsuelo está lleno de vetas y corrientes de agua, aunque no las veamos. De hecho, los pozos extraen el agua de cavidades subterráneas donde se estanca esa agua que circula bajo nuestros pies.

Más adelante te explicaré con más detalle cuáles son los efectos de estas radiaciones. Pero de momento me gustaría que te quedaras con una idea: estas corrientes subterráneas son más habituales de lo que creemos y pueden provocar desórdenes importantísimos en nuestro sueño y, por extensión, en nuestra salud.

En cierta ocasión me llamó un matrimonio con tres hijos. La pareja me contó que habían cambiado de casa recientemente, y que desde entonces cada noche los niños se despertaban y acababan en su habitación. De hecho, los padres ya ni siquiera ponían el despertador, pues sabían por experiencia que sus hijos los despertarían. Estaban acostumbrados, o más bien resignados. Durante unas vacaciones se fueron todos a Eurodisney y durmieron en un hotel. Y, curiosamente, ¡nadie se despertó! Durmieron del tirón hasta las 11 de la mañana. Ahí fue cuando empezaron a sospechar que algo pasaba en su casa. Cuando los visité, descubrí que, en efecto, tanto los niños como los padres estaban durmiendo sobre una veta de agua.

Muchos padres creen que el problema está en el hijo: que no quiere dormir solo, o que es muy nervioso, entre otras causas. Pero un buen día lo envían a casa de los abuelos o de un amigo y duerme perfectamente, y descubren que a su hijo en realidad no le pasa nada. Entonces empiezan a preguntarse dónde está en verdad el problema.

Antes de eso a lo mejor incluso han pasado por un pediatra que les ha dicho que el niño les toma el pelo, y les aconseja que, aunque llore o chille, no lo dejen dormir con ellos. Se podría decir que esto es una barbaridad, porque ni siquiera los animales hacen algo así con sus crías. Los niños cuando duermen pierden la conciencia, no tratan de engañar a nadie. Y, si lloran noche tras noche, es por algún motivo, no lo hacen por capricho. Aunque solo sea por probar, cambia su cama de lugar y espera unos días. Tal vez te sorprenda el resultado.

Recuerda

Si en tu casa duermes mal, y cuando te vas de fin de semana o de vacaciones duermes bien, es posible que tengas un problema con las radiaciones en tu hogar. Lo mismo es aplicable a tu pareja o a tus hijos.

La glándula pineal

Nos pasamos el día rodeados de todo tipo de dispositivos que emiten ondas electromagnéticas: antenas, móviles, *routers*, ordenadores, tabletas, GPS, impresoras con wifi, televisores inteligentes, etc. Nuestro cuerpo recibe constantemente el impacto de estas radiaciones, que percibe como agresiones externas.

Las consecuencias a largo plazo de esta exposición permanente se están empezando ya a conocer y a relacionar con enfermedades emergentes, pero todavía hay mucho por investigar, pues se trata de tecnologías de reciente implantación. Muchos de esos estudios demuestran que la acumulación de ondas tiene efectos perjudiciales sobre la salud de muy distinta índole. Incluso algunos nuevos y hasta ahora desconocidos, como la electrosensibilidad, un fenómeno creciente.

Si la exposición a los campos electromagnéticos persiste durante la noche, nos impide descansar de manera adecuada, pues el cerebro no puede llevar a cabo los procesos biológicos de restauración nocturna. El cerebro evoluciona a una velocidad mucho más lenta que las nuevas tecnologías. Se podría decir que tenemos un cerebro «antiguo», desarrollado durante miles de años en los que no había antenas ni móviles ni wifi, y que por tanto no está preparado para soportar esta agresión permanente.

En los niños, la afectación es todavía mayor, pues tienen la barrera encefalográfica más delgada, y son, por ello, más permeables y sensibles. Los campos electromagnéticos los alteran muchísimo, y enseguida presentan problemas de conducta. A menudo se convierten en niños hiperactivos, que no saben relajarse y necesitan estímulos externos constantemente.

Nuestro cerebro, como el de casi todos los vertebrados, posee una glándula muy pequeña que tiene una función muy importante: regular el sueño. Se trata de la glándula pineal, situada entre los dos hemisferios cerebrales.

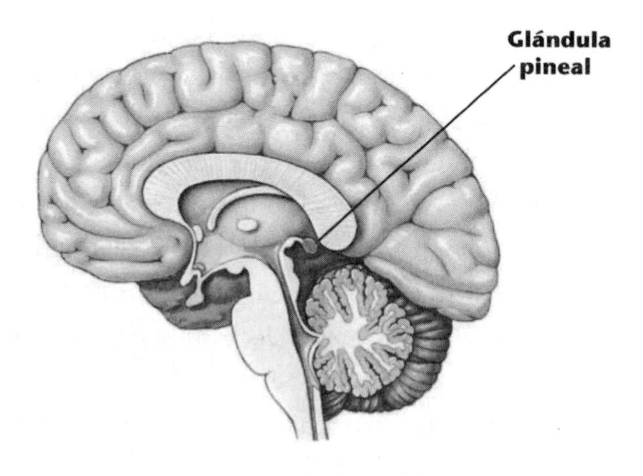

La glándula pineal, llamada así porque se asemeja a un pequeño cono de pino, es del tamaño de una lenteja y se encarga de producir melatonina, una hormona que modula y regula el sueño. Las radiaciones electromagnéticas afectan al funcionamiento de esta glándula, pudiendo producir a largo plazo trastornos severos no solo en el sueño, sino también en el funcionamiento general del organismo.

En los experimentos científicos realizados hasta ahora se ha observado cómo un aumento de la luz artificial o de la exposición a ondas electromagnéticas durante las horas de sueño reduce la producción de melatonina, en especial en la franja horaria de las 3-4 de la madrugada. Por eso te preguntaba antes, en el test del buen/mal dormir, si te despiertas a menudo a esa hora, pues se trata de un claro síntoma de que la glándula pineal no está produciendo suficiente melatonina. La luz de un reloj radiodespertador o la del piloto de un televisor apagado pueden bastar para alterar la producción de melatonina y, por tanto, el descanso de la persona. La glándula pineal interpreta que hay luz y deja de segregar cantidades suficientes de esta hormona.

Se podría decir, usando un símil, que nuestro cuerpo es como un reloj, y que la glándula pineal es la encargada de darle cuerda cada noche. Cuando hay trastornos del sueño, nuestro reloj deja de funcionar correctamente. Este trastorno impide que el cuerpo realice las funciones de reparación celular para las que está programado. Y a medio o largo plazo, dependiendo de la fortaleza y la sensibilidad de cada persona, el cuerpo se debilita y queda expuesto a todo tipo de enfermedades.

Según el doctor Darío Acuña, catedrático de fisiología, «los campos electromagnéticos causan trastornos neurológicos (irritabilidad, cefaleas, trastornos del ciclo sueño/vigilia, insomnio, somnolencia diurna, alteraciones sensoriales, alteraciones del humor y del carácter, depresión); cardiovasculares (alteraciones del ritmo cardíaco, hipertensión arterial); reproductivos (alteraciones del ciclo menstrual, infertilidad, disminución de la libido, abortos); tumorales (principalmente leucemias y tumores cerebrales); dermatológicos (dermatitis y alergias); endocrinos (alteraciones del cortisol, la insulina, las hormonas tiroideas) e inmunológicos (alteración del sistema de inmunovigilancia antiinfecciosa y antitumoral), entre otros. Toda esa sintomatología no es solo típica de la exposición a campos electromagnéticos, ya que otros factores pueden causarla. De ahí que haya que hacer un buen diagnóstico diferencial siguiendo el historial médico de la persona y mediante una evaluación adecuada».

Podemos favorecer el funcionamiento de la glándula pineal y retrasar su proceso natural de envejecimiento de diferentes formas: bebiendo agua filtrada que no contenga flúor, usando una pasta dentífrica sin flúor, comiendo alimentos ricos en yodo, como algas y verduras de hoja verde (el yodo ayuda a eliminar el fluoruro del cuerpo), comiendo cacao puro, etc. Por otra parte, el consumo de suplementos que contienen melatonina puede ayudar puntualmente, pero lo ideal es permitir al cuerpo que se autorregule, quitándole los obstáculos que se lo impiden o dificultan.

Recuerda

Nuestro cerebro no está preparado para soportar tantas radiaciones. Si nos exponemos a radiaciones electromagnéticas durante la noche, la glándula pineal deja de producir melatonina y no descansamos bien.

Las radiaciones naturales: un problema grave

No solo las radiaciones artificiales afectan a la glándula pineal y a nuestro sueño; también las naturales. Te hablaré un poco de ellas, pues son las grandes desconocidas, y nos afectan mucho más de lo que pensamos.

Las radiaciones naturales pueden ser de varios tipos, pero simplificando las podemos dividir en dos: las que provienen del espacio (cósmicas) y las que surgen de la tierra (telúricas).

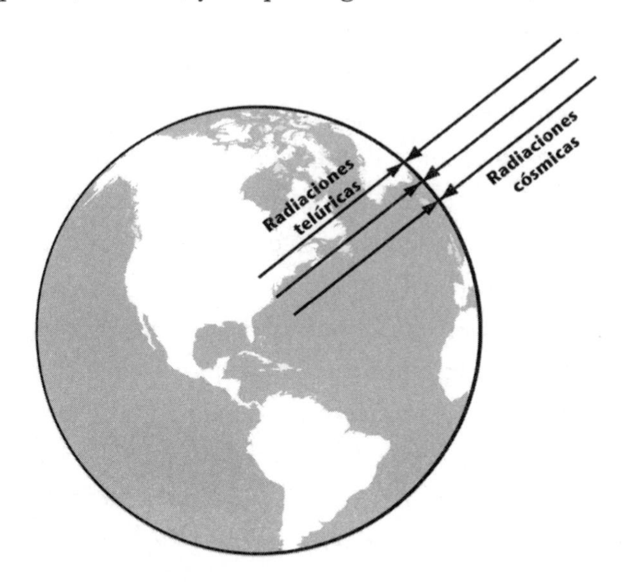

Entre las primeras, la más visible y conocida es la luz solar, que en exceso puede resultar perjudicial, como ya es bien sabido. Entre las segundas, las más peligrosas son las que provienen de las corrientes de agua subterráneas. Una exposición reiterada y prolongada a estas altera nuestro sistema inmunitario y nos debilita. Son las que más afectan a nuestro sueño y a nuestra salud, y sin embargo no les hacemos caso por no ser tan evidentes ni conocidas como la solar.

Lo más habitual es que las radiaciones telúricas provengan de vetas de agua subterránea, cuya actividad se puede medir con instrumentos como geomagnetómetros, galvanómetros o sensores piezoeléctricos, entre otros. No entraré en detalle en las características y en el funcionamiento de cada uno de ellos porque sería arduo y no es el objetivo de este libro. Pero me gustaría que te quedaras con la idea de que es posible detectar de manera totalmente científica y fiable la presencia de corrientes subterráneas, su dirección y recorrido, su profundidad y su intensidad. Cuanto más profunda es la corriente y más altura hay respecto al lugar donde duerme la persona, mayor es su potencial nocivo. O sea, una veta de agua que está a 100 metros de profundidad es potencialmente más perjudicial que una que está a 10 metros.

Cabe aclarar una cosa importante: no es que el agua en sí misma sea perjudicial; lo que pasa es que circula bajo nuestra cama, sofá o lugar de trabajo a gran velocidad, y, al rozar con la tierra, desprende iones que se convierten en radiación. Esta radiación asciende en vertical desde el subsuelo sin que nada pueda detenerla. Atraviesa capas de tierra e incluso de hormigón, y por supuesto el cuerpo de cualquier ser vivo que encuentra a su paso, afectando no solo a las personas, sino también a los animales y a las plantas.

La persona (o el animal o la planta) que está en una zona alterada o «geopatógena» (así se las llama en el argot técnico) se expone de manera prolongada a unos niveles de radiación bajos pero continuos, a una ionización que altera su capacidad de regeneración celular y la debilita, en especial cuando esa exposición se produce durante las horas supuestamente de descanso.

Más allá de los instrumentos de medición, nuestros propios sensores biológicos nos permiten percibir y detectar estos fenómenos. La sensibilidad de las personas para captar radiaciones naturales se llama «radiestesia». Aunque algunas personas tienen una especial predisposición a ella, se trata de una habilidad que se puede cultivar y entrenar. Todas las personas la tenemos en alguna medida, el problema es que estamos inmersos en una sociedad cada día más tecnificada y tendemos a fiarnos más de aquello que nos aporta una evidencia científica, a ser posible tangible y visual. Ya conoces la frase: «Si no lo veo, no lo creo».

Se trata, como te digo, de una habilidad que en un principio tienen todos los seres humanos, pero que solo unos pocos ponen de manifiesto, desarrollan y aplican. Es la misma que se empleaba antiguamente, y que aún en algunos lugares se sigue empleando, para descubrir manantiales subterráneos, corrientes de agua, depósitos de minerales, etc. Isaac Newton y Galileo Galilei, entre muchos otros, la aprendieron y la practicaron.

De hecho, para detectar corrientes de agua subterráneas, el método más fiable sigue siendo el que utilizan los zahoríes desde hace siglos: con instrumentos tales como péndulos, varillas o simples ramas de determinados árboles. En mi caso, cuando voy a las casas, suelo emplear las varillas, que se cruzan espontáneamente cuando mi cuerpo detecta una corriente de agua, o el péndulo. Lo que los acciona es el micromovimiento involuntario que realiza mi cuerpo cuando entra en una zona alterada, en un campo energético distinto. Por eso, lo importante no es la herramienta física en sí, sino la sensibilidad entrenada de la persona que realiza la búsqueda.

En la siguiente ilustración puedes ver de manera esquemática las diferentes formas de detección de las que te hablo:

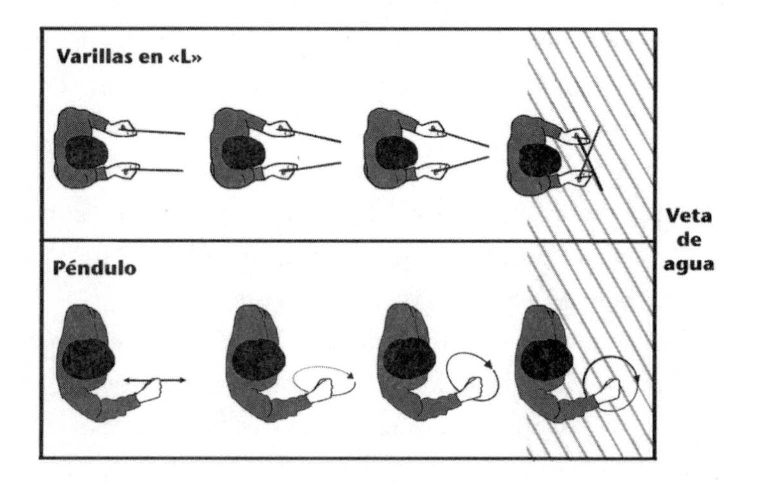

Otra forma de localizar lugares energéticamente alterados, aunque es un poco menos fiable, es observar los insectos. Los hormigueros y las colmenas (las de abejas en libertad, claro) suelen estar en lugares de este tipo, pues a las hormigas y a las abejas la energía telúrica les da vitalidad. De hecho, los apicultores que sitúan sus colmenas sobre un cruce de redes telúricas consiguen un notable incremento en la producción de miel, además de aumentar la población de abejas gracias a las que llegan desde otras colmenas. Y no solo eso: las abejas realizan recorridos más largos y recogen más polen.

En definitiva, no somos todavía suficientemente conscientes de los graves problemas de salud que puede acarrear el hecho de vivir sobre la vertical de una corriente de agua subterránea. Los síntomas son múltiples y varían según la persona y sus puntos débiles: dolores de cabeza, dolores articulares, disfunciones orgánicas, depresión, enfermedades neurodegenerativas, leucemia, tumores… Más adelante los veremos en detalle.

Recuerda

Las radiaciones que provienen del subsuelo también afectan al funcionamiento de la glándula pineal y, en general, a todo el organismo. Las personas que duermen en la vertical de una corriente de agua subterránea acaban desarrollando enfermedades y disfunciones en diferentes grados, más graves cuanto más debilitado esté su sistema inmunitario y más larga sea la exposición a las radiaciones.

Qué es una geopatía y cómo nos influye

Cuando una persona duerme de manera habitual sobre una corriente de agua subterránea o en una zona especialmente alterada por las radiaciones, decimos que está «en geopatía». Conviene que conozcas esta expresión por si después de leer este libro decides recurrir a los servicios de un geobiólogo.

Geopatía deriva de «geo» (tierra) y «pathos» (enfermedad, sufrimiento). Las zonas geopatológicas son lugares con una presencia de radiación que puede afectar a la salud física y/o psíquica de las personas. Ahora bien, ¿por qué una geopatía puede afectar a nuestra salud? Toda la materia está compuesta de átomos (protones, neutrones y electrones) que se mueven constantemente a diferentes velocidades, dependiendo de la densidad de cada materia; este constante movimiento crea vibración. Todo, absolutamente todo, vibra. Cada célula de nuestro cuerpo tiene una frecuencia determinada, y cada grupo de células con la misma frecuencia genera una nueva frecuencia. Las vibraciones vitales se miden por su longitud de onda. Se considera que una persona está sana cuando tiene una vibración de entre 6.500 y 8.000 angstroms (Å). Cuanto menor es esa cifra, en más baja forma o más enferma está la persona. Si una radiación tiene un índice vibratorio, pongamos por caso, de 1.000 Å, empeorará su salud. Y, cuanto mayor sea el tiempo de exposición, más la debilitará.

Los sentimientos y las palabras tienen su propia vibración, por eso también nos afectan. Cuando tienen un contenido y una intención negativos, perjudican nuestra vibración, y al revés. ¡Incluso los pensamientos generan una frecuencia vibratoria que nos afecta de manera positiva o negativa!

La geobiología o biohabitabilidad, por tanto, puede ayudarnos a mejorar el espacio que habitamos y nuestro estado de salud. Cada vez hay más arquitectos y diseñadores de interiores que se preocupan de que sus clientes dispongan de viviendas no solo acogedoras, sino también libres de contaminación electromagnética. No me cabe duda de que en el futuro oiremos hablar mucho de la «salud ambiental», sobre todo debido a la presencia masiva y creciente de nuevas tecnologías en todos los espacios que habitamos.

La geobiología es una ciencia contemporánea, pero tiene unas raíces profundas en la historia. En concreto, nace en la Grecia clásica, donde Hipócrates, el padre de la medicina, ya recomendaba tener en cuenta los agentes externos que influyen en la salud. En otras civilizaciones, como la china, se estudiaban antiguamente las fuerzas y energías que emanan de la Tierra. En general, todos los pueblos y culturas de la Antigüedad concedieron una gran importancia a la situación y orientación de los edificios y monumentos, en especial de los templos. Las iglesias cristianas, por ejemplo, están construidas sobre zonas energéticamente muy activas, porque se creía que estos lugares contribuían a «elevar» el espíritu y acercarse a Dios.

Hoy en día, la geobiología estudia no solo los campos físicos naturales (eléctricos, magnéticos, radiactivos), sino también las ondas generadas por el ser humano. En ambos casos, establece los niveles que pueden resultar peligrosos para la salud. Su objetivo último es encontrar o crear espacios bióticos, o sea, aptos para la vida. O, dicho de otra forma, buenos lugares para vivir.

En este sentido, los geobiólogos nos encargamos de localizar y medir las geopatías del entorno con exactitud para poder adoptar las medidas de protección oportunas. Medidas como las que te explicaré más adelante.

Recuerda

Cuando una persona duerme en un lugar energéticamente alterado, decimos que está «en geopatía». La geobiología se ocupa de mejorar la salud ambiental de las personas. O sea, de crear buenos lugares para vivir.

Síntomas de que algo no va bien

¿Cómo puedes saber si estás «en geopatía»?

Si ya has respondido al test del buen/mal dormir, seguramente te habrás hecho una primera idea de algunos de los indicadores que te pueden hacer sospechar que estás en una geopatía. Para que no haya dudas, a continuación te enumero los más habituales:

1. Te levantas más cansado de lo que te acostaste o sientes que no has descansado.
2. Te despiertas entre las 3 y las 4 de la madrugada, aproximadamente, en teoría el momento en que el cuerpo produce más melatonina. Si la glándula pineal recibe el impacto de una geopatía o un campo electromagnético muy potente, lo interpreta como una agresión, deja de producir melatonina y hace que te despiertes.
3. Te levantas con dolor de cabeza o cefalea persistente.
4. Estás habitualmente triste, apático o incluso depresivo.

5. Estás siempre resfriado o bajo de defensas. Te cuesta mucho recuperarte de una infección o de cualquier enfermedad.
6. Aprietas las mandíbulas, especialmente durante la noche, lo que se conoce como «bruxismo».
7. Tienes cándidas, parásitos o muchos problemas intestinales.
8. Sufres intolerancias alimentarias.
9. Tus hijos, incluso si son ya mayorcitos, se hacen pipí por las noches, sufren caída del cabello o no crecen al ritmo normal (se produce una atrofia de la glándula encargada del crecimiento).
10. Padeces dolores articulares y musculares, así como dolor cervical y lumbar.
11. Tienes visión borrosa o sensación de arena en los ojos.
12. No te quedas embarazada a pesar de que ni tú ni tu pareja tenéis ningún problema fisiológico.
13. Sufres menopausia prematura o alteraciones menstruales u hormonales.
14. Tienes poco deseo sexual.

Hay una sencilla prueba casera que permite ver si el lugar donde duermes está en una zona geopática. Es una prueba de kinesiología, lo que llaman «un test de resistencia muscular». Para hacerlo necesitas la ayuda de otra persona:

- Extiende el brazo a un lado de tu cuerpo, paralelo al suelo y sobre la zona donde sospeches que puede existir una geopatía (véase la imagen siguiente).

– La otra persona debe colocarse a tu lado con una mano sobre tu hombro y la otra colocada suavemente sobre la muñeca de tu brazo extendido.
– Pídele que presione hacia abajo con firmeza la muñeca y al mismo tiempo tú empuja hacia arriba, resistiéndote. Si la otra persona te baja el brazo con facilidad, estás sobre una geopatía. Para confirmarlo, puedes solicitar, si lo deseas, los servicios de un geobiólogo, que estudiará en detalle dónde está exactamente la corriente y te aconsejará cómo evitarla.

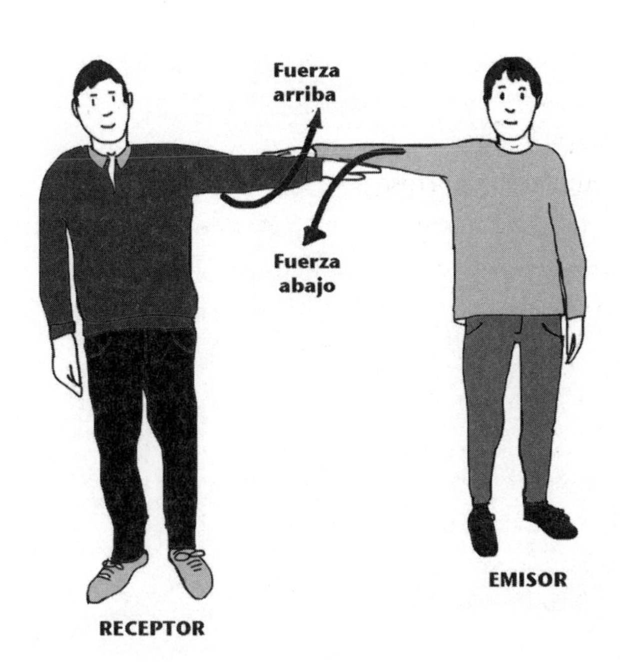

Recuerda

Existen una serie de síntomas que pueden indicar que estás «en geopatía». También puedes realizar una sencilla prueba kinesiológica. Te aconsejo que la hagas especialmente en el lugar donde tienes la cama.

Lo que algunos médicos hacen

¿Qué hacen los médicos cuando les llega a la consulta un paciente diciendo que no duerme bien, que no descansa o que se siente apático? Muchos de ellos, como no tienen demasiado tiempo para atenderle, se quedan solo en la sintomatología y prescriben algún tipo de pastilla, muchas veces ansiolíticos o antidepresivos. Pero con eso esconden los síntomas en vez de buscar el origen del problema.

El uso de antipsicóticos, hipnóticos y todo tipo de pastillas para dormir no es la solución. Los fármacos hacen que te duermas, te duermen, pero no curan el trastorno. No regulan el reloj biológico del cuerpo ni hacen que la glándula pineal funcione de manera adecuada. Además, entre otras cosas, tienen efectos secundarios severos, generan adicción y suponen un gasto público.

El problema de fondo es que nuestra sociedad funciona en general así: queremos resolverlo todo con pastillas. Para dormir, para adelgazar, para quitar el dolor de cabeza, para reducir la hipertensión, para mantener a raya el colesterol, etc. Somos fármaco-dependientes. Las pastillas para dormir cumplen una función, pero no curan: lo que hacen es paliar los síntomas para que puedas seguir con tu vida normal. Aunque de normal no tiene nada si necesitas pastillas para dormir.

Esta tendencia a paliar los síntomas en vez de buscar las causas no es exclusiva del tema del sueño. También cuando se prescriben antibióticos para combatir un resfriado, en lugar de explicar cómo reforzar el sistema inmunitario y ayudar al cuerpo a luchar contra los virus y las bacterias. Parte del problema radica en la búsqueda de soluciones rápidas y fáciles, y parte, en el poder de la industria farmacéutica.

Afortunadamente, también hay médicos con una visión integrativa, que contemplan a la persona en su conjunto, que ven más allá de los síntomas y que consideran muy importante, entre otras cosas, la calidad de nuestro sueño, y, por ende, el lugar donde dormimos. Colaboro con muchos de ellos. Cuando les llega un paciente y les dice que no puede dormir, no se limitan a darle una pastilla. Saben que una de las posibles causas de su insomnio o de su cansancio es que su lugar de descanso puede estar alterado por las radiaciones (recuerda: tanto las naturales como las generadas por el ser humano), de modo que le hacen una serie de preguntas para confirmar o descartar que así sea: si aprieta los dientes (bruxismo), cómo es el espacio donde duerme, si se despierta entre las 3 y las 4 de la madrugada, si se levanta con sensación de no haber descansado, si se resfría fácilmente, etc. Es decir, si presenta alguno de los síntomas que hemos visto antes. En caso de que seas médico o tengas alguna relación con la asistencia sanitaria, te sugiero que utilices el test del buen/mal dormir del capítulo titulado: «¿Seguro que duermes bien?».

Estos médicos con visión holística saben que todo empieza ahí, en el descanso. Saben que, si la persona duerme en un lugar alterado por las radiaciones, su cuerpo no podrá remontar, no podrá hacer sus funciones de manera natural, incluso aunque cambie el tipo de alimentación, haga terapia psicológica, practique deporte o tome todos los suplementos del mundo. Todo esto puede ayudar, por supuesto, pero no solucionará del todo el problema si la persona está «en geopatía».

Una de las repercusiones de la radiación cuando hay una geopatía es que pone a la persona en una situación de vulnerabilidad. Su sistema inmunológico se va debilitando y empieza a desarrollar enfermedades de diferente naturaleza: cansancio crónico, depresión, cándidas y parásitos intestinales, fibromialgia, enfermedades autoinmunes, incluido el cáncer, etc. Desgraciadamente, hasta hace poco las personas con cansancio crónico o fibromialgia han tenido que soportar la incomprensión y la ignorancia de algunos facultativos, que incluso pensaban que se inventaban la enfermedad o se la provocaban. Hoy en día, es reconocida como tal, pero aún con cierto recelo.

Recuerda

La mayoría de los médicos desconocen o niegan la influencia de las radiaciones sobre la salud y se limitan a recetar pastillas para dormir. Pero eso no soluciona el problema, solo esconde los síntomas.

Lo que los médicos deberían hacer

El papel de los médicos, por supuesto, es curar, o ayudar a curar, pero también deben informar y concienciar a las personas. Entiendo que antes de aconsejar cualquier tipo de tratamiento se informen bien y contrasten su eficacia. Así debe ser. Este libro, además de tener un objetivo de divulgación entre la población en general, pretende ser una herramienta para que los médicos estén más informados sobre los efectos que tiene sobre la salud la exposición continuada a las radiaciones. Y, de paso, para que puedan informar de manera adecuada a sus pacientes.

Cabe aclarar que los geobiólogos no somos chamanes de ninguna tribu. No pretendemos suplantar a los médicos ni invadir sus competencias. Somos profesionales con estudios y experiencias que basamos nuestras indicaciones en mediciones precisas y en investigaciones científicas. El mundo evoluciona, y los médicos que todavía no lo han hecho deberían darse cuenta, en mi opinión, de que la situación en el campo de la tecnología y de la arquitectura no es la misma hoy que hace diez, veinte o cincuenta años. Han aparecido nuevas tecnologías y nuevos materiales que comportan nuevos hábitos. Y que afectan, en una medida u otra, a la salud de las personas.

No pretendo polemizar con nadie. De hecho, cuando alguien se muestra especialmente beligerante en este aspecto, rehúyo el enfrentamiento, pues es difícil convencer solo con palabras. Prefiero que las personas se convenzan a través de su propia experiencia o de la experiencia vivida por personas cercanas. A los médicos que todavía no creen en el efecto de las radiaciones sobre la salud, simplemente les pido que no se cierren, que se informen, que tengan en cuenta que cada vez hay más indicios científicos en el sentido que expone y defiende este libro, a saber, que las radiaciones, tanto las naturales como las artificiales, alteran el sueño de las personas, debilitan su sistema inmunitario y facilitan la aparición de enfermedades, especialmente de enfermedades degenerativas. Y que, ante la duda, apliquen al menos medidas cautelares.

Los invito igualmente a ver y analizar los estudios que enumero al final de este libro, que son solo una pequeña muestra de los muchos que hay. Entre ellos destaca el Informe Bioinitiative, que analiza los riesgos para la salud pública de la exposición prolongada a campos electromagnéticos de baja frecuencia y a las tecnologías inalámbricas, incluidos los móviles y el wifi. En su segunda edición, publicada en 2012, se recogían las conclusiones de… ¡2.000 estudios científicos sobre el tema!

El informe deja claro que, con niveles de exposición mucho más bajos de los considerados aceptables por las diferentes normativas, ya se producen daños en la salud. Lennart Hardell, doctor en Medicina de la Universidad de Örebro (Suecia) y oncólogo, advertía en el informe: «Los actuales límites de seguridad no son adecuados para proteger la salud pública». Otro doctor en Medicina, David O. Carpenter, añadía que «ahora hay mucha más evidencia de riesgos para la salud que afectarían a miles de millones de personas en todo el mundo».

Este megaestudio deja claro que los niños son mucho más vulnerables en este sentido que los adultos. En primer lugar, porque la radiación les afecta más (todavía no tienen su sistema inmunitario del todo desarrollado), y en segundo lugar porque es de prever que pasen muchos más años expuestos a ella. Existen ya numerosas pruebas del impacto de las radiaciones en niños de corta edad. El cerebro infantil tiene menos densidad ósea y menos líquido que un cerebro adulto; de ahí que puedan absorber mayores cantidades de energía de radiofrecuencias y de manera mucho más profunda. La Academia Americana de Pediatría señaló, en una carta dirigida al Congreso en 2012: «Es esencial que cualquier nueva norma para los teléfonos móviles y otros dispositivos inalámbricos se base en la protección de las poblaciones más jóvenes y más vulnerables».

Afortunadamente, como decía, cada vez más médicos tienen una postura abierta a esta cuestión. Muchos se informan y actúan aplicando un principio de precaución; es decir, ante la duda, aconsejan que la persona busque asesoramiento para estudiar las radiaciones en su hogar y/o en su lugar de trabajo y adopte las medidas preventivas que estén en su mano. Por supuesto, sería mejor que hubiera una conciencia social generalizada sobre este tema y que no hicieran falta libros de divulgación como este, pero al menos vamos avanzando.

Recuerda

Los médicos no solo tienen que curar, sino que también deben informar y concienciar a los pacientes de los posibles riesgos que corren. Este libro pretende ayudarlos en esta tarea, así como darles una herramienta para informar a sus pacientes.

Métodos de diagnóstico

La gran mayoría de las personas que solicitan mis servicios han visitado previamente a varios médicos que, por desconocimiento o por prejuicios infundados, no se plantean la posibilidad de que sus problemas de salud puedan tener origen en su espacio de descanso. Es muy común que se hayan pasado años tomando medicamentos que no llegan a solucionar el problema, o incluso que lo han agravado debido a sus efectos secundarios.

Por suerte, colaboro de forma estrecha con varios médicos generalistas, oncólogos integrativos y especialistas en terapias naturales concienciados sobre esta problemática, a los que derivo personas que sufren los efectos de las radiaciones o las geopatías en alguna intensidad. Ellos, a su vez, me derivan pacientes para que realice estudios de biohabitabilidad de sus hogares, en particular de su espacio de descanso.

Existen actualmente medios y técnicas para que los médicos puedan diagnosticar si un paciente está «en geopatía» o sufre electrosensibilidad. Lo que pasa es que, por desgracia, todavía son muy desconocidos y se aplican poco, entre otras cosas porque en las facultades de Medicina no se explica gran cosa sobre la influencia de las ondas en la salud y porque la Seguridad Social hasta ahora no ha hecho mucho caso de este problema.

Uno de los métodos más fiables utilizados por médicos y otros terapeutas para confirmar y diagnosticar una geopatía es la electroacupuntura de Voll. Se trata de una técnica alemana que mide la resistencia eléctrica de la piel en puntos que se corresponden con los meridianos y que también se usan en acupuntura. Gracias a esta técnica, se puede obtener información, entre otras cosas, sobre el estado y los niveles energéticos de los diferentes órganos del cuerpo, así como detectar problemas de salud causados por alteraciones naturales o por electrosensibilidad.

Se suele realizar durante unos meses un seguimiento de la evolución de la persona que está «en geopatía». Si la persona deja de dormir en un lugar alterado y patógeno, cuando al cabo de un tiempo se miden de nuevo los diferentes indicadores con el aparato de electroacupuntura, enseguida se aprecia un cambio. Esta evolución favorable es más lenta cuando la persona ha sufrido durante años esa alteración, pues queda sobre su organismo una especie de huella que no desaparece fácilmente. Para eliminar esta «huella geopática», los médicos aplican diferentes tratamientos. Uno de ellos es la biorresonancia, que consiste en conectar a la persona a unos electrodos durante un tiempo breve, unos veinte minutos aproximadamente, y aplicarle unas frecuencias. Se sabe a qué frecuencia vibra cada enfermedad y hay programas específicos para tratar cada una de ellas. De hecho, un medicamento homeopático es algo parecido: una frecuencia que actúa por vía oral.

Otra forma de hacerlo es la acupuntura, que logra subir el nivel energético del cuerpo, o la administración de un medicamento específico para estimular el sistema inmunológico e intentar recuperar lo que la geopatía ha debilitado: un hígado bloqueado, una flora intestinal reducida al mínimo, una presencia de cándidas o parásitos, un sistema nervioso alterado, etc.

Otro indicador claro de que algo está cambiando en nuestro entorno es que cada vez se diagnostican más casos de electrosensibilidad y a edades más tempranas. Hay grandes dudas sobre cómo afectará a largo plazo la existencia por todas partes de zonas wifi, especialmente a los que ahora son niños. Tarde o temprano (esperemos que lo segundo), la sanidad pública tendrá que hacerse cargo de los problemas ocasionados por el uso constante e intensivo de nuevas tecnologías.

Mientras esto no sucede, te recomiendo que seas prudente y adoptes las medidas que te expondré en las siguientes dos partes del libro: «LO QUE HAY QUE EVITAR» y «LO QUE HAY QUE HACER».

Ya has visto que dormir mal te puede arruinar la vida. Y, al menos que se sepa, vida solo hay una. Así que ¿estás dispuesto a actuar para protegerla?

Recuerda

Los médicos disponen ya de métodos totalmente científicos para diagnosticar si una persona está sufriendo los efectos de una geopatía. El más destacado es la electroacupuntura de Voll. El problema, hoy en día, es que muchos médicos todavía la desconocen o no se deciden a usarla.

Parte 2

LO QUE HAY QUE EVITAR

Usos y abusos

Los medicamentos para dormir

Las pastillas para dormir no solucionan el problema, tan solo disfrazan una alerta clara y directa del cuerpo, que te está diciendo que algo te está impidiendo descansar lo suficiente por las noches, que algo pasa con tu sueño. Por eso, si estás tomando somníferos, te aconsejo que no te resignes y que adoptes medidas como las que te propondré en la tercera parte del libro («LO QUE HAY QUE HACER»). Soy consciente de que es difícil dejar este tipo de medicamentos, pues generan adicción. A menudo, cuando se lo planteo a mis clientes, se resisten. Pero si no atacas la raíz del problema no lo solucionarás nunca.

Dormir bien equivale a mantener tus sistemas de funcionamiento corporal y mental engrasados. Las pastillas pueden ir muy bien en algún momento puntual en que estés muy cansado o alterado, pero no hay que tomarlas por norma y costumbre, porque con ellas el cuerpo no se repara. Si tus ocho horas de sueño no son reparadoras, por muchas pastillas que tomes, el sistema inmunitario seguirá debilitándose y las enfermedades aparecerán.

Algunas personas, conscientes de esto que te explico, buscan en la medicina alternativa y visitan a todo tipo de especialistas. O bien practican yoga, taichí, meditación... O cambian su alimentación y dejan de tomar azúcar, café y alcohol, entre otros alimentos excitantes. Esto está bien, por supuesto. Cualquier cosa que hagas para cuidarte te ayudará. Pero, al final, si tus horas de sueño no son reparadoras, tarde o temprano acabarás enfermando.

Plantéate, antes de optar por los fármacos, actuar primero sobre lo básico: el lugar donde duermes y donde se supone que tienes que descansar.

Evita

Los medicamentos para dormir. Solo tapan los síntomas, pero no solucionan el problema. Aunque cambies todos tus hábitos alimenticios o hagas más actividad física, no servirá de nada si sigues durmiendo en un lugar alterado por las radiaciones. Lo primero que debes hacer es analizar el lugar donde descansas (o deberías descansar), que es donde tienen lugar los procesos de reparación del organismo.

Los prejuicios

Las ideas preconcebidas hacen mucho daño, pues nos impiden acceder a capacidades ancestrales que todos tenemos. Por ejemplo, la capacidad de detectar cuándo un lugar o una persona no nos transmiten «buena onda» (o no nos «vibran bien»). ¿A quién no le ha pasado que ha entrado en una casa y se ha sentido incómodo, como si la casa lo «expulsara»? ¿A quién no le ha sucedido que ha conocido a una persona y ha sentido un rechazo inmediato? ¿A quién no le ha pasado que ha entrado en un lugar y ha tenido sensación de ahogo, como si le faltara el aire? A todos nos han pasado y nos pasan cosas parecidas, pero lo que ocurre es que pocas veces les hacemos caso.

Tenemos muy olvidada la intuición. La hemos sepultado bajo muchas capas de razonamiento analítico. Casi hemos olvidado que hay cosas que los ojos no ven y que, sin embargo, podemos sentir y son muy ciertas. Seguro que has oído alguna vez expresiones como «he tenido una corazonada» o «el corazón lo sabe todo». ¿Qué quieren decir? Pues que la intuición es tan válida como la razón. Si solo nos fiamos de lo que la mente comprende mediante sus razonamientos, nos perdemos una gran parte del conocimiento al que podemos acceder. Es más, corremos el riesgo de dejarnos llevar por las palabras o por el razonamiento lógico y negar aquello que, aunque a veces no se puede explicar con palabras, existe y es certero.

La física cuántica y el budismo, por diferentes caminos, han demostrado que todo está en constante vibración, incluso las piedras, aunque no seamos capaces de verlo. Cuando dos personas están en sintonía es porque vibran en la misma longitud de onda. Hay una coherencia, un acoplamiento. Si dos personas vibran en niveles distintos, no se sienten cómodas juntas.

Cada animal, por ejemplo, vibra a determinada frecuencia. Algunos, como los gatos, las serpientes y los insectos, vibran a una frecuencia diferente a la de los perros, los caballos y las ovejas. A los gatos les gustan los sitios con alta energía, a diferencia de los seres humanos. Les gusta, por ejemplo, ponerse al lado de un *router*, de un ordenador o de una estufa eléctrica. Por eso, si tienes un gato y duerme siempre en tu cama, ¡alerta! El sitio que es bueno para su descanso no lo es para el tuyo. Lo contrario pasa con los perros: si duermen a los pies de tu cama, buena señal.

Hace un tiempo visité a una pareja que buscaba infructuosamente tener hijos. Me los derivó su ginecólogo después de probar con todo tipo de terapias. La mujer se mostró al principio bastante escéptica. Analicé los diferentes parámetros de biohabitabilidad de la vivienda, como suelo hacer, y encontré varias zonas alteradas. Cuando pregunté a la mujer si tenía gatos, me dijo que sí. Entonces le dije: «Los sitios preferidos de los gatos para dormir son vuestra cama de matrimonio, el sofá y la cama de invitados, ¿verdad?». Se quedó muy sorprendida de que lo adivinara y abandonó su escepticismo de golpe.

Es mejor, por tanto, aparcar los prejuicios y dejarte guiar por la ancestral intuición. Antes llegábamos a los lugares sin GPS y sin móviles, mirando el paisaje y siguiendo las señales de tráfico. Ahora esto es casi impensable. Estamos perdiendo el norte. Los aparatos hacen que estemos perdiendo la confianza en nuestra intuición. Tenemos que escucharnos más y dejarnos guiar por nuestro instinto.

Evita

Las ideas preconcebidas.

Haz más caso de tu intuición, de tus sensaciones espontáneas. Si un lugar te transmite «malas vibraciones», piensa que seguramente hay una razón, aunque de entrada te cueste entenderla.

Las malas ondas

La radiación por contaminación electromagnética ha aumentado muchísimo en los últimos años y sin duda seguirá haciéndolo en un futuro inmediato. Proviene sobre todo del uso masivo e invasivo de las telecomunicaciones, que cada día es mayor en todo el mundo, pero también de actividades industriales, científicas, médicas y domésticas.

Hay cada vez más fuentes de radiación artificial a nuestro alrededor, algunas fuera de nuestro hogar y otras dentro:

Fuera del hogar

Las fuentes exteriores están relacionadas sobre todo con las telecomunicaciones (antenas de telefonía, repetidores TDT, 3G, 4G, WiMAX, wifi, etc.) y con el tendido eléctrico (líneas de alta y baja tensión, estaciones transformadoras, vías de tren, etc.). Hay bastantes indicios científicos sobre la peligrosidad de dormir cerca de una antena de telefonía móvil, de una línea de baja tensión o de determinados tipos de transformadores.

Entre las aplicaciones industriales, las hay de muchos tipos, aunque no entraremos en detalle porque se trata de un tema demasiado complejo para el objetivo de este libro. Y entre las aplicaciones científicas y médicas encontramos técnicas de radiodiagnóstico (radiografías y TAC, entre otras), láseres para cirugía, etc.

Dentro del hogar

Aquí encontramos electrodomésticos (nevera, microondas, horno de cocción, placas vitrocerámicas o de inducción, etc.), *routers* wifi, ordenadores, tabletas, teléfonos inalámbricos, teléfonos móviles, televisores inteligentes, entre otros aparatos.

Su afectación a largo plazo sobre la salud de las personas aún es, en muchos casos, una incógnita, pues no han pasado suficientes años desde su generalización en los hogares para establecer una relación causa efecto. Además, son muchos aparatos y tecnologías distintos incidiendo al mismo tiempo en las personas. De todos modos, es importante, como te decía anteriormente, aplicar el principio de precaución y evitar en lo posible el uso indiscriminado de dispositivos que emitan radiaciones. No olvides que el impacto de la radiación no es inmediato, sino que se produce por acumulación, es decir, por una exposición prolongada unida a otros factores como el estilo de vida o la genética de la persona.

Las fuentes interiores de radiación nociva también pueden ser instalaciones eléctricas defectuosas, es decir, sin toma de tierra o con un cableado mal protegido. Más adelante veremos qué hacer en cada caso para evitar su efecto perjudicial.

En definitiva, hemos convertido todas estas tecnologías en indispensables para nuestra vida y ahora no estamos dispuestos a renunciar a ellas, pues nos aportan grandes beneficios. Prácticamente nadie se imagina hoy en día sin móvil ni televisión, ni wifi ni GPS... Nadie se plantea una vida sin tecnología en pleno siglo XXI. Y ciertamente sería absurdo renunciar al progreso que comportan todos estos avances. No solo nos proporcionan un gran bienestar, sino que, incluso, en el caso de las aplicaciones médicas, ayudan a salvar vidas.

Por eso no te propongo que renuncies al progreso. No se trata de ser radical y volver a la Edad de Piedra, ¡ni mucho menos! Encontrarás pocas personas más aficionadas que yo a las nuevas tecnologías y a los *gadgets*, incluidos los móviles, las tabletas y cualquier dispositivo que me haga la vida más fácil y agradable. Lo que sí defiendo, con contundencia y persistencia, es el uso adecuado y racional de todos estos avances. O lo que es lo mismo: que se usen con sentido común. De la misma forma que cada vez somos más conscientes del peligro de una exposición excesiva al sol, también tenemos que ser prudentes a la hora de exponernos demasiado tiempo a ondas de cualquier tipo.

No se trata de huir de la civilización y volver a las cavernas, ni de dejar de usar el móvil y convertirse en una persona asocial, sino de tomar una serie de medidas concretas. Por ejemplo, y pensando concretamente en el tema central de este libro, el buen dormir, te sugiero que, en la medida de lo posible, te protejas de las radiaciones durante la noche. Cambios tan simples como reubicar tu cama, desconectar algunos aparatos eléctricos, alejar el móvil de la mesilla de noche o revisar la instalación eléctrica pueden mejorar tu bienestar y prevenir futuras enfermedades.

Es muy difícil saber cuánta cantidad de radiaciones es tolerable, pues depende de diversos factores, entre ellos la capacidad de resistencia de cada persona. Aunque existen normativas de ámbito europeo y mundial que regulan la cantidad de emisiones tolerable para cada dispositivo, sería un poco absurdo dártelas aquí, pues necesitarías un medidor de campos eléctricos y magnéticos y aprender a utilizarlo, y aun así las mediciones solo serían orientativas de su posible efecto. Lo que sí me gustaría lograr es que, de ahora en adelante, fueras un poco más sensible a esta cuestión. Y, si sospechas que algo va mal en este sentido, que te asesores y busques ayuda profesional.

No quiero alarmarte, sino concienciarte para que dosifiques el uso de todos los aparatos que emitan algún tipo de radiación, especialmente durante las horas de descanso. No podemos controlar las radiaciones que provienen del exterior, pero sí las que generamos nosotros.

Evita

La exposición a radiaciones, especialmente durante la noche.

Analiza bien el lugar donde duermes. Infórmate y asesórate. No se trata de renunciar a la tecnología, sino de convivir con ella evitando riesgos innecesarios para nuestra salud.

La electrosensibilidad

La Organización Mundial de la Salud (OMS) incorporó en 2011 la electrosensibilidad a la Clasificación Internacional de Enfermedades, definiéndola como una reacción excesiva a la energía electromagnética que desprenden ciertos dispositivos. Alguien podría pensar que se trata de un fenómeno muy infrecuente, pero la propia OMS considera que podría afectar hasta a un 3% de la población mundial, o sea, a ¡más de 200 millones de personas! No es una cifra nada desdeñable, sobre todo si tenemos en cuenta que una enfermedad como el sida, de la que se ha hablado y se sigue hablando tanto, afecta a unos 35 millones de personas en el mundo, es decir, una sexta parte.

Lo peor no es ya esa cifra de 200 millones de personas, sino el hecho de que el número de afectados esté creciendo con alarmante rapidez. Suecia, uno de los países pioneros en reconocer la electrosensibilidad como una discapacidad, estima que el número de sus ciudadanos afectados ha pasado del 0,63% en 1995 al 9% en 2004. De hecho, este ha sido el primer país en reconocerla como enfermedad laboral y en conceder ayudas a los afectados para que protejan sus casas de las radiaciones (para que las «apantallen», como se dice en el argot).

En España, desde un punto de vista legal todavía no existe ningún reconocimiento oficial de la electrosensibilidad, como tampoco hay ninguna estadística fiable. Y eso mientras proliferan las antenas, las redes y los dispositivos wifi, WiMAX, Bluetooth, WLAN, DEC, GSM, DCS, UMTS, etc. Una sopa de letras tecnológica en la que estamos sumergidos sin que nadie nos haya pedido la opinión ni nos haya informado adecuadamente de sus efectos. No obstante, justo ahora empieza a haber cierta conciencia sobre los problemas que ocasiona el exceso de radiación artificial en el ambiente. En julio de 2016 se reconoció el primer caso de electrosensibilidad, al que poco después siguieron otros.

El 28 de septiembre de 2017, en la Real Academia Nacional de Medicina de Madrid y la Fundación Europea de Bioelectromagnetismo y Ciencias de la Salud, 234 científicos de 41 países firmaron una declaración científica internacional que afirmaba que las radiaciones electromagnéticas artificiales son peligrosas, y reclamaron medidas urgentes. Coincidieron de forma unánime en señalar que las evidencias científicas de su peligrosidad son tantas y tan sólidas que ya es inadmisible la reiterada postura social de que no hay «suficientes indicios».

La declaración se refiere a las radiaciones de las torres de alta tensión, subestaciones eléctricas y trasformadores, pero también a las emitidas por las antenas de telefonía, los teléfonos móviles e inalámbricos, los sistemas wifi y WLAN, los radares, los contadores inteligentes y hasta los monitores para los vigilabebés. Señala igualmente que las personas más afectadas y vulnerables son los niños, las embarazadas, los ancianos y los enfermos de cáncer. De ahí que los firmantes reclamen a las autoridades que asuman legalmente de forma inmediata la Resolución 1815 del Consejo de Europa, que se refiere a esta cuestión, y se hagan eco de las investigaciones de insignes científicos de talla internacional como Olle Johansson, director del Departamento de Neurociencia del Instituto Karolinska de Estocolmo; Elizabeth Kelley, directora de EMFscientist.org; José Luis Bardasano, catedrático de Anatomía Patológica y presidente de la Fundación Europea de Bioelectromagnetismo y Ciencias de la Salud (FEBCCS); Jesús A. Fernández-Tresguerres, catedrático de Fisiología y Endocrinología Experimental de la Universidad Complutense y académico de número de la Real Academia Nacional de Medicina; Darío Acuña Castroviejo, catedrático de Fisiología de la Universidad de Granada y director del grupo de investigación CTS-101 del Parque Tecnológico de Granada; Emilio Mayayo Artal, catedrático de Anatomía Patológica de la Facultad de Medicina de la Universidad Rovira i Virgili (URV) y director de la *Revista Española de Patología*; José Manuel Amaya y García de la Escosura, ingeniero agrónomo y vocal de la Comisión de Tecnologías de la Defensa y del Comité de Inventiva y Creatividad del Instituto de la Ingeniería de España; Pedro Costa Morata, ingeniero técnico en Telecomunicaciones, doctor en Ciencias Políticas y Sociología y premio nacional de Medio Ambiente; Juan Álvarez-Ude, físico y doctor en biología especialista en Bioelectromagnetismo e Ingeniería Biomédica, además de secretario de la Fundación Europea de Bioelectromagnetismo y Ciencias de la Salud (FEBCCS), y Juan Manuel Puértolas, técnico de laboratorio y miembro de la Plataforma Estatal contra la Contaminación Electromagnética, entre otros.

Al leer sobre electrosensibilidad, tal vez pienses: «Bah, esto es una cosa muy rara, a mí no me pasará». Pues tengo que decirte algo: todos somos electrosensibles en una medida u otra. Y, como en las intolerancias alimentarias, aquí la sensibilidad funciona por acumulación, así que no te excluyas tan rápido de la posibilidad de padecer este síndrome algún día. En lugar de eso, te aconsejo que te informes y adoptes medidas de prevención.

Evita

La sobreexposición a los campos electromagnéticos, que a la larga puede dar lugar a un exceso de sensibilidad hacia ellos. Todos somos en alguna medida sensibles a las radiaciones y susceptibles de desarrollar una hipersensibilidad.

La electrosensibilidad ya se reconoce mundialmente como una enfermedad, aunque algunos países como el nuestro todavía están «verdes» en este sentido.

La adicción al móvil o nomofobia

Ya hemos visto que los avances tecnológicos nos hacen la vida más cómoda y agradable. Pero que hay que saber utilizarlos. Por ejemplo, no es sostenible ni sano hablar por el teléfono móvil dos o tres horas al día. Hoy ya sabemos, por ejemplo, que hablar a diario con el móvil pegado al cráneo durante un período de diez años duplica las posibilidades de desarrollar un tumor cerebral o glioma. Y eso que el móvil es un dispositivo que ha entrado hace relativamente poco en nuestras vidas. Mirando al futuro, me pregunto: ¿qué pasará cuando los que hoy son adolescentes lleven 20 o 30 años usándolo? ¿Qué sucederá cuando nuestros hijos tengan nuestra edad y se hayan pasado toda su vida rodeados de teléfonos móviles y redes wifi?

En 2011, la OMS y la Agencia Internacional de Investigación del Cáncer (IARC) clasificaron los campos electromagnéticos de radiofrecuencia como «posibles carcinógenos para los seres humanos». No hay que tomarse a broma las advertencias de organismos internacionales de prestigio como la OMS o la IARC, sobre todo si le sumamos que ya empieza a haber voces cualificadas que hablan de adicción a las nuevas tecnologías. En concreto, en 2012 surgió un término, «nomofobia» (abreviatura de la expresión inglesa «*no mobile phone phobia*»), para referirse al miedo a estar sin el teléfono móvil. Un estudio de aquel momento sobre la adicción al móvil en el Reino Unido arrojaba cifras preocupantes: el 66% de la población británica padecía nomofobia, según una encuesta de la firma OnePoll, hasta el punto de que el 41% de los usuarios tenía dos teléfonos o más para asegurarse de estar permanentemente conectados. ¿Haces tú algo parecido? Pregúntate seriamente si empiezas a mostrar síntomas de adicción. Para ello, puedes completar un test que ofrece la Organización de Consumidores y Usuarios (OCU): http://www.ocu.org/salud/nc/calculadora/test-adiccion-movil.

No quiero parecer apocalíptico, pero me parece una irresponsabilidad dar la espalda a determinados datos: el auge de la nomofobia coincide con el aumento en el número de líneas de móvil, que en 2015 superó por primera vez el número de habitantes de la Tierra: más de 7.300 millones, según el informe *Mobility Report* de Ericsson. Si se confirma que los móviles pueden amenazar seriamente a la salud de las personas, ya sea porque su uso genera adicción o porque un uso prolongado podría favorecer la aparición de tumores cerebrales, estaríamos incubando ya una pandemia de dimensiones potencialmente devastadoras. ¿No deberíamos adoptar medidas preventivas, aunque solo sea por si acaso? Por ejemplo, apagar el móvil o ponerlo en modo avión siempre que podamos es una medida sencilla y a nuestro alcance. ¿Qué tal si empezamos a aplicarla de forma preventiva?

Lo cierto es que los teléfonos móviles generan una elevada contaminación electromagnética, especialmente cuando se efectúa o se recibe una llamada. También cuando se usan en lugares con poca cobertura, pues, cuando la señal es débil, el teléfono aumenta su potencia y emite más radiación. Por eso algunos países ya se están planteando hacer con los móviles lo mismo que con la tecnología wifi, es decir, restringir su uso, especialmente entre los niños. Hemos llegado a tal punto de tecnoadicción que somos capaces de comprarle un móvil a un niño de ocho o nueve años y ponerlo en una situación de riesgo, pues su tierno cerebro aún está formándose y las ondas del móvil son muy potentes.

He aquí algunos consejos fáciles de seguir para racionalizar el uso del móvil:

- En relación con el objetivo de este libro (recuerda: el buen dormir), no duermas con el móvil en el dormitorio. No lo dejes en la mesita de noche para usarlo como despertador o, si no tienes más remedio que hacerlo, ponlo en modo avión para que no se pase la noche buscando señal y actualizando datos, es decir, emitiendo y recibiendo ondas. Lo mejor, de todos modos, es comprarte un despertador a pilas y sacar el móvil de tu lugar de descanso. Así también evitarás la tentación de contestar si te llaman en momentos de intimidad (¡mucha gente lo hace, qué horror!).
- Usa auriculares siempre que puedas. Basta con alejar el móvil unos centímetros de la cabeza para que el efecto de la radiación disminuya. Utiliza auriculares de cable, no *bluetooth*, pues puede ser peor el remedio que la en-

fermedad. La mayoría de los móviles se venden con auriculares: ¡utilízalos! De hecho, los fabricantes recomiendan su uso y dejan claro en las instrucciones que si no lo haces es bajo tu responsabilidad. Eso sí, lo indican en letra bien pequeñita.

- Si no dispones de un auricular de cable, usa el altavoz del teléfono. También permite tener el aparato alejado de la cabeza y mantener a raya las radiaciones.
- Si no tienes más remedio que hablar con el móvil pegado a la oreja, no te lo acerques hasta que respondan. El teléfono emite su señal más potente mientras está llamando. Una vez establecida la comunicación, la radiación es menor. Igualmente, alterna una oreja y otra mientras hablas e intenta que las conversaciones sean lo más breves posible.
- Deja de usar el móvil cuando la señal sea deficiente, pues en esas circunstancias el teléfono aumenta su potencia y, con ello, la cantidad de radiación que emite.
- No lleves el móvil en los bolsillos, sobre todo en los delanteros: cuando no se usa, el móvil tiene que llevarse lo más alejado posible del cuerpo, porque busca y emite señal constantemente. Por eso no hay que llevarlo nunca cerca de los genitales, los riñones, el corazón u otros órganos.
- Siempre que puedas, envía mensajes de texto en lugar de llamar. Es más seguro.
- Si puedes hablar con alguien en persona, no lo hagas a través del móvil. No hay nada que pueda resultar más saludable que la comunicación personal. Hay toda una serie de sentidos y matices que se despiertan cuando te-

nemos a la otra persona cerca y que desaparecen con la comunicación a distancia.

- Elige un modelo de móvil de menor radiación, pues no todos los teléfonos emiten la misma cantidad de radiación (puedes consultar los niveles de radiación en la página web www.redusers.com).
- Aunque tengas un manos libres, no llames conduciendo si no es imprescindible, ya que la estructura metálica envolvente del vehículo hace que las ondas reboten constantemente. Si no tienes más remedio que hacerlo, intenta mantener conversaciones cortas, ya que el espacio metálico cerrado multiplica la radiación.
- Si estás embarazada, reduce tanto como puedas el uso del teléfono móvil. Utilízalo solo para conversaciones breves y aléjalo del cuerpo tanto como puedas.
- Restringe el uso del móvil en los niños, las personas mayores y las personas convalecientes que estén a tu cargo.
- Si tienes configurado el correo electrónico en tu móvil, cambia del modo automático de bajar el correo (*push*) al modo manual. Así podrás bajarte el correo cuando tú quieras, y no cuando quiera el servidor del móvil. De este modo te ahorrarás niveles de radiación innecesarios (y, de paso, te durará mucho más la batería).
- Por último, usa el móvil lo menos posible y desconéctalo de vez en cuando. Por supuesto por la noche, pero si es posible también durante el fin de semana y las vacaciones. Haz un *kit kat* de desconexión total cada cierto tiempo. Verás que no pasa nada grave. Además de evitar radiaciones, te relajarás y vivirás mejor.

Evita

El uso adictivo del móvil o nomofobia.

Se ha demostrado la relación entre el uso intensivo del móvil y la aparición de tumores cerebrales. Ante esto, ¿no es mejor empezar a limitar su uso? Evita un uso innecesario e inadecuado.

Parte 3

LO QUE HAY QUE HACER

¡Adopta medidas ya y vive mejor!

Realiza un estudio de las radiaciones en tu hogar

Además de evitar determinadas conductas, como hemos visto en la segunda parte del libro, se pueden hacer muchas cosas para paliar los efectos de las radiaciones sobre nuestro organismo. La buena noticia es que casi todas las radiaciones se pueden neutralizar o evitar.

Nuestro primer objetivo va a ser crear dormitorios sin radiaciones ni alteraciones de ningún tipo. Empecemos con las radiaciones naturales que provienen del subsuelo. Para detectar su influencia necesitarás unas varillas como estas:

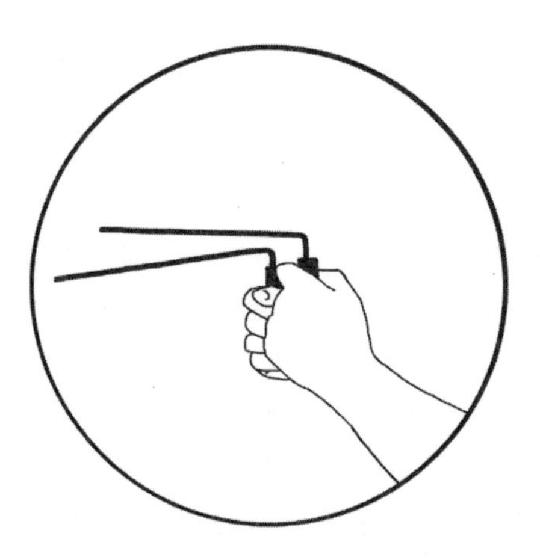

Te propongo que en cada dormitorio de tu casa realices la siguiente operación. Aparta o levanta la cama y marca de alguna forma el espacio donde estaba colocada. Sostén las varillas como muestra la siguiente imagen:

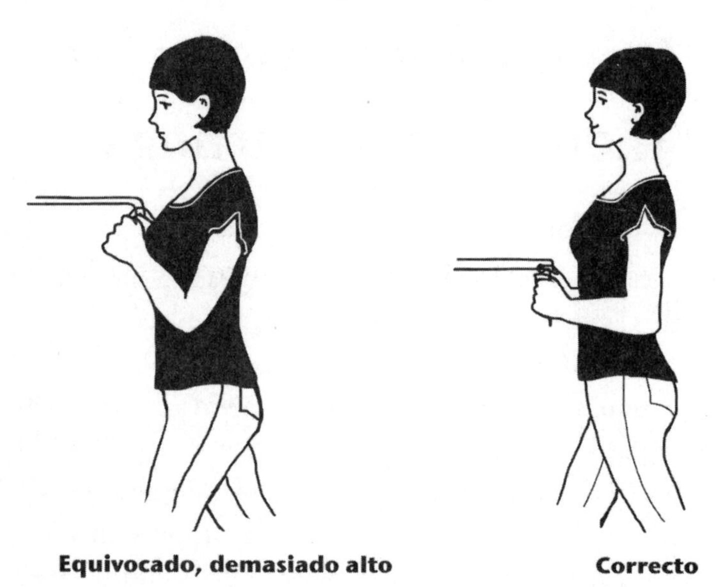

Equivocado, demasiado alto **Correcto**

Haz pasadas caminando en horizontal por todo ese espacio, lentamente, y observa si en algún momento las varillas se mueven hacia el centro y se cruzan. Si sucede esto, retrocede y repite la pasada un par de veces para asegurarte, y fíjate bien en qué lugar se cruzan. Sigue recorriendo de esta manera el resto del dormitorio para delimitar la anchura y longitud de la corriente de agua subterránea que has detectado (en caso de que detectes alguna, claro). A continuación, coloca la cama en un espacio del dormitorio por donde no pase esa corriente. Si no tienes espacio suficiente para evitarla, procura al menos que la corriente pase por la zona de los pies de la cama.

Esta es, claro, una solución casera. Lo ideal y aconsejable es realizar un estudio a fondo, que suele consistir en una medición no solo de las radiaciones naturales, sino también de las artificiales, que concluye con la indicación de los valores registrados sobre un plano y con la redacción de un informe en el que se detallan las medidas que adoptar. Esto, sin embargo, es trabajo de un profesional de la geobiología. La realización de un estudio de este tipo tiene tres fases:

1. Detección: se trata de detectar y situar las perturbaciones o alteraciones. Esto permite determinar qué lugares debemos evitar.
2. Análisis: situación de los datos obtenidos sobre el plano de la casa, en especial de los dormitorios. Si el cliente no dispone de planos, se adoptan medidas y se levantan planos, pues son necesarios para realizar cambios con precisión.
3. Corrección: a partir del estudio, propuesta de soluciones, como cambiar la ubicación del mobiliario o, en el caso de las radiaciones artificiales, apantallamiento o corrección de elementos emisores propios del hogar.

Todo esto, claro está, si ya has amueblado tu hogar. En el caso de que vayas a entrar en un piso nuevo o a construir o reformar una casa, se puede actuar de manera preventiva. Se debe realizar una medición de las alteraciones telúricas y geológicas subterráneas y determinar el mejor lugar para emplazar la casa, las habitaciones, las camas y otros lugares de larga permanencia, como el sofá, los lugares de estudio, lectura o trabajo, etc.

Por cierto, lo ideal, siempre que sea posible, es orientar la cama al norte. Si lo hacemos así, los procesos biológicos del cuerpo se producen con más facilidad, es decir, funcionamos mejor, porque «somos electricidad». Mejor dicho, somos bioeléctricos. Si la energía no circula bien a través de nuestro cuerpo y se bloquea, enfermamos. La acupuntura y otras técnicas orientales tratan justamente de eso: de facilitar la circulación de la energía por el cuerpo. La existencia de algunas de estas técnicas orientales data de hace milenios, lo cual, además de sorprendernos, debería hacernos pensar que no es casual que hayan pervivido a lo largo de los siglos hasta llegar a nuestros días.

Cuando detecto una zona alterada en un dormitorio y la persona lleva poco tiempo durmiendo allí, suele ser suficiente con cambiar la cama de sitio. Pero, cuando la persona lleva años sobre una geopatía y ha ido enfermando, la situación es más compleja, pues suele presentar bloqueos de páncreas e hígado, falta de hierro, vitamina D o magnesio... En estos casos, además de cambiar la cama de lugar, es necesario administrar a la persona complementos alimenticios, minerales, entre otros.

Recuerdo el caso de un médico que tenía cáncer de huesos. Un amigo suyo, acupuntor, me lo envió porque sospechaba que estaba «en geopatía». El médico había perdido la mielina que recubre el sistema nervioso. Apenas tenía fuerza e iba en silla de ruedas. Cambiamos la cama de lugar y al cabo de poco tiempo empezó a recuperar fuerza y a caminar de nuevo.

Por último, ten en cuenta que las corrientes de agua subterráneas, y las condiciones ambientales en general, van cambiando con el tiempo debido a sutiles movimientos geológicos y otros fenómenos naturales. Las corrientes de agua pueden desaparecer, taponarse o cambiar de recorrido. O convertirse en vetas secas que solo llevan agua cuando llueve. De hecho, hay personas que cuando llueve no se encuentran bien en su casa por este motivo. También puede suceder que una compañía de telefonía móvil instale una antena cerca de tu casa o que una compañía eléctrica coloque un transformador o una línea de baja tensión. Por tanto, te aconsejo que encargues un estudio a un experto al menos cada cinco años.

Actúa

Realiza un estudio de las radiaciones en tu hogar, especialmente en tu dormitorio. Puedes probar a usar las varillas para detectar geopatías, aunque lo ideal es que encargues un estudio de las radiaciones naturales y artificiales a un experto. Repítelo al menos cada cinco años, pues las condiciones ambientales pueden cambiar.

Dormitorios *unplugged*

Más allá del tema de las radiaciones, nos falta cultura de cómo dormir bien. Dormimos con la persiana levantada, en colchones inadecuados, con ambientadores enchufados (que son potencialmente cancerígenos), entre otros factores que perturban el sueño. En el otro extremo hay personas obsesivas e hipocondriacas que exageran tanto que al final provocan en su entorno una actitud escéptica, pues su conducta es exagerada. Lo aconsejable es encontrar un término medio razonable: no hay que ser ni descuidado ni alarmista.

También nos falta cierta cultura en la aplicación del principio de precaución. Es aquello de que no nos acordamos de Santa Bárbara hasta que truena, o dicho de forma más clara: no reaccionamos y actuamos hasta que no tenemos el problema encima. Por eso estoy insistiendo a lo largo de todo el libro, y voy a seguir haciéndolo en los siguientes capítulos, para que adoptes una serie de medidas que no solo mejoren tu salud actual, sino que contribuyan a evitar que desarrolles en el futuro enfermedades graves, como trastornos autoinmunes, cánceres u otras dolencias.

En esta línea, el siguiente paso que te propongo para que disfrutes de un lugar donde dormir bien es que crees un dormitorio *unplugged*, o sea, sin nada enchufado a tu alrededor: ni radiodespertadores, ni televisores, ni teléfonos, ni tabletas, ni lámparas ni nada que genere campos electromagnéticos. Para empezar, tienes que revisar la instalación eléctrica y comprobar que dispone de toma de tierra. Pocas personas prestan atención a esta cuestión, y sin embargo es el problema más frecuente con el que me encuentro cuando visito casas.

Por si no tienes mucha idea de estas cuestiones, te explicaré que la toma de tierra es como el desagüe de una cañería, es decir, el lugar por el que «desagua» el exceso de campo eléctrico de tu instalación eléctrica. Su misión es evitar que una subida inesperada de tensión o un exceso de campo eléctrico pueda estropear tus electrodomésticos o incluso electrocutarte. Además, se encarga de que el diferencial de tu instalación haga saltar la luz de modo preventivo, lo que antiguamente se llamaba «saltar los plomos», que era lo que ocurría cuando se producía un exceso de campo eléctrico.

La gran mayoría de los aparatos que conectamos a un enchufe desprenden campos eléctricos y magnéticos. Si el enchufe, o la casa en general, no dispone de lengüetas de toma de tierra, el exceso de estos campos queda en el aire y nos altera, de forma análoga a como nos alteraría cualquier tipo de contaminación. También sucede esto, por ejemplo, si una lámpara está enchufada con la polaridad cambiada, pues, aunque el interruptor esté apagado, sigue desprendiendo campo eléctrico.

Por si no lo sabías, las barritas metálicas que hay dentro de los enchufes son las que conectan con la toma de tierra y actúan a modo de pararrayos, canalizando hacia la tierra el exceso de energía circulante. Todos los electrodomésticos de cierta potencia (como las neveras, tostadoras o lavadoras, entre otros) deben estar conectados a este tipo de enchufes.

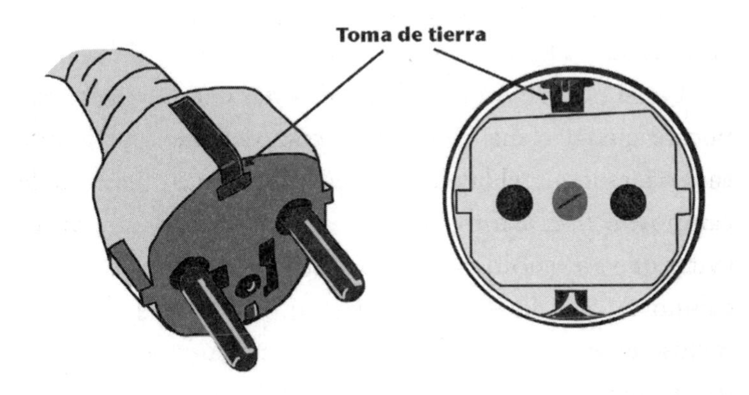

Aunque puede parecer un aspecto básico, curiosamente la mitad de las viviendas que visito no tienen toma de tierra o la tienen mal conectada. En muchos otros casos sí la tienen, pero es de muy baja impedancia (es decir, de baja calidad, para entendernos). Es importante no solo que exista, sino también que tenga la capacidad suficiente para absorber y derivar el campo eléctrico.

La toma de tierra de una casa es, en definitiva, una cuestión no solo de seguridad, sino también de «higiene». A nadie se le ocurriría, por ejemplo, no ventilar una habitación, entre otras cosas porque acabaría llenándose de hongos. Con el campo eléctrico sobrante pasa lo mismo: tienes que eliminarlo y enviarlo al «desagüe», pues de lo contrario puede convertirse, según las condiciones de humedad relativa ambiental, en carga electroestática. De hecho, muchos de los llamados «edificios enfermos» tienen este problema.

También me encuentro a menudo con que las instalaciones eléctricas en las casas son bifásicas. Me explico. La electricidad es un circuito que tiene lo que se llama una «fase», que es lo que envía el fluido eléctrico, y un neutro, que cierra el circuito. La electricidad viaja en un sentido, da la vuelta, pasa por el electrodoméstico, la lámpara o lo que sea, y la energía sobrante sale por la toma de tierra. Hay hogares, sin embargo, sobre todo en edificios antiguos, donde la electricidad viaja en los dos sentidos. Esto es lo que llamamos «una instalación bifásica», que tiene el inconveniente de que, aunque apagues el interruptor, te sigue llegando campo eléctrico por el otro lado.

Siguiendo con la instalación eléctrica, en otros casos el problema es el recubrimiento de plástico que llevan los cables, que es de muy baja calidad en un 95% de las instalaciones que me encuentro. Un cableado con pérdidas eléctricas en la cabecera de una cama puede, según la intensidad, alterar el ritmo cerebral y provocar trastornos como cansancio, bruxismo, insomnio o dolores de cabeza, entre otras dolencias.

Existe un tipo de cable que está blindado y que es el que recomiendo cuando se realiza una instalación nueva. Si ya tienes la instalación hecha con cables corrientes, no es necesario que empieces a hacer regatas y cambiarla toda. Existe una alternativa: ir al origen de la contaminación, que es la entrada de la luz en el dormitorio (la caja de empalmes) e instalar allí un pequeño automatismo que corta la entrada de energía cuando no hay demanda eléctrica. Este aparatito se llama *bioswitch* o «desconectador de fase automático» y actúa de la siguiente forma: cuando detecta que no hay consumo eléctrico, ahoga la entrada de energía para que deje de circular electricidad por la habitación, permitiendo solo el paso de 5 voltios. Estos 5 voltios son los que después permiten reconectar la instalación automáticamente cuando se necesita, es decir, cuando se activa un interruptor. Para que se entienda, funciona de forma parecida a las pantallas de los móviles, que se apagan de manera automática cuando no se utilizan y se vuelven a activar rápidamente al tocarlas. Esta solución es la más eficaz y económica para las instalaciones ya existentes.

Otro problema muy común son los cableados eléctricos que pasan por detrás del cabecero de la cama. Como ya te he explicado, la glándula pineal interpreta la luz como disruptiva de la producción de melatonina. Pues bien, los campos electromagnéticos producen el mismo efecto. Es muy habitual que detrás del cabecero de la cama haya campos eléctricos muy elevados, de hasta 800 voltios, sobre todo en instalaciones eléctricas antiguas y bifásicas.

A veces el problema proviene del campo electromagnético que nos llega del piso de los vecinos. En este caso, una solución sencilla es cubrir la pared con una pintura grafítica que actúa como pantalla y deriva esa energía a una toma de tierra.

Como ves, insisto mucho en hablar de la instalación eléctrica, sobre todo en el dormitorio. Hay personas que me llaman pensando que no duermen bien por una geopatía y al final resulta que el problema grave lo tienen en la instalación eléctrica, es decir, en un exceso de campo eléctrico.

Te aconsejo, por tanto, que verifiques con un electricista la toma de tierra de tu casa y que compruebes que cumple con eficacia su función de «sumidero» de la electricidad sobrante. En caso de que no sea así, pide al especialista que realice los cambios necesarios. También te aconsejo que repitas esta operación cada dos o tres años, pues la eficacia de la toma de tierra tiene que ver con las características del terreno sobre el que se asienta un edificio, y esas características pueden variar con el tiempo.

Como norma general, además, te aconsejo que mantengas desenchufados todos los aparatos que no utilices a diario. Si en tu cocina tienes un exprimidor o uno de esos modernos robots de cocina que solo usas de vez en cuando, enchúfalos cuando vayas a utilizarlos. Lo mismo sirve para otros aparatos repartidos por la casa, como lámparas, relojes, televisores, equipos de música, cargadores de móvil y demás.

En el mismo sentido, procura no tener cerca del cuerpo ningún transformador. No les damos mucha importancia, pero los transformadores emiten un campo electromagnético intenso que alcanza hasta un metro de distancia. Y lo incorporan gran cantidad de aparatos, como los cargadores de batería, las impresoras, las lámparas halógenas, entre otros.

Actúa

Revisa la instalación eléctrica de tu hogar, especialmente de tu dormitorio, y ponla al día.

Comprueba, sobre todo, que tienes una buena toma de tierra que «desagüe» el exceso de campos electromagnéticos.

La luz adecuada

Otro aspecto importante en una casa, y especialmente en los dormitorios, es la iluminación. Huelga decir que siempre que puedas debes disfrutar de la luz natural, por ahorro y por salud, pero es obvio que no siempre es posible. En ese caso recurrimos a la luz artificial, sobre todo de bombillas.

En el mercado tenemos diferentes tipos de bombillas. Por un lado, las bombillas incandescentes de rosca de toda la vida. Cuando hablamos de incandescencia, nos referimos a un filamento de tungsteno por el cual pasa la electricidad y que al volverse incandescente desprende un haz luminoso. Esta luz se parece bastante a la del sol, de hecho, reproduce en un 97% el haz luminoso del sol o espectro lumínico. El problema es que tienen un elevado consumo eléctrico, lo que hace que sean inviables desde un punto de vista energético.

Por otra parte, tenemos las bombillas halógenas, de luz directa o con transformador. Tanto las incandescentes como las halógenas tienen una gran virtud que no tienen las de bajo consumo: el espectro lumínico visual es continuo, casi como la luz del sol, lo que las convierte en óptimas y más cómodas para actividades como la lectura, el trabajo o cualquier otra actividad que requiera un esfuerzo visual dilatado en el tiempo, esto es, de varias horas seguidas.

En cuanto a las luces de bajo consumo, tenemos las bombillas de fluorescencia y las de led. Las de fluorescencia consisten en un tubo que lleva mercurio en su interior. Un pequeño impulso eléctrico lo estimula y propaga mucha luz con poca electricidad. Son diodos, no dan continuidad y no son buenos para la vista, puesto que, aunque no lo aprecies a simple vista, están parpadeando continuamente. Es tu cerebro el que se encarga de corregir este efecto para que tú la aprecies como una luz continua. Esto último hace que tengamos que realizar mayor esfuerzo visual, y, por tanto, repercute en un menor rendimiento cognitivo. Se acusa mayor cansancio visual y menor rendimiento laboral. Por eso la luz de fluorescente no es buena para trabajar, especialmente en tareas que requieran fijar la vista durante mucho tiempo.

En cuanto a los led, han ganado sobradamente la partida desde hace algunos años y en la actualidad ya se usan para todo tipo de iluminación. Pero hay que tener en cuenta que también son diodos (de hecho, las siglas L.E.D. significan «diodo emisor de luz») y, por tanto, parpadean. Se ha descubierto que los led en entornos de trabajo bajan el rendimiento, tal como sucede con la fluorescencia. Existe un tipo de led que replica el espectro continuado, pero el problema es que es mucho más caro (¡una bombilla de este tipo puede llegar a costar cinco veces más que una convencional!).

Mención especial merecen las bombillas de bajo consumo. Se conocían los efectos perjudiciales de estar expuesto durante mucho tiempo a lámparas fluorescentes, pero ahora se sabe que las bombillas de bajo consumo son también tóxicas, pese a ser creadas inicialmente para que fueran más ecológicas que las incandescentes y tener un consumo menor. Además de contener mercurio, que es un metal muy tóxico, emiten hasta 40 veces más radiación que un ordenador. En el caso en que se te rompa una bombilla de bajo consumo, te recomiendo que abras la ventana y recojas rápidamente los restos, protegiéndote debidamente con guantes y mascarilla para evitar los efectos tóxicos del mercurio.

Una vez analizadas las diferentes bombillas que podemos usar para iluminar nuestro hogar, veamos ahora qué debemos hacer.

Para empezar, aunque parezca obvio, te diré que por las noches hay que apagar todas las luces e incluso cerrar las persianas para que la iluminación que pueda haber en el exterior de la vivienda no perjudique nuestra producción nocturna de melatonina. Además de esto, hay muchas otras cosas que tener en cuenta. Como norma general, debemos adecuar la iluminación en interiores, tanto laborales como domésticos, a la actividad y al momento del día, de manera que respetemos lo que se llama «los ritmos circadianos». Los seres humanos tenemos una especie de reloj biológico interno que regula las funciones fisiológicas del organismo, de manera que estas sigan unos ciclos regulares que se repiten cada 24 horas. Esto es lo que se llama «ritmos o ciclos circadianos», que van asociados a la presencia o ausencia de luz. Cuando estamos en un entorno con luz de día, el cuerpo de alguna forma interpreta que tiene que estar activo, más cuanto más blanca es esa luz, es decir, cuanto más cercana está a la luz del mediodía. A medida que esa luz se vuelve más cálida, el organismo interpreta que la actividad debe bajar y se prepara para el sueño, que se produce idealmente en condiciones de oscuridad.

Cuando amanece, las primeras luces que aparecen son azuladas y verdosas, y esta luz se cifra con una temperatura de color que oscila entre los 6.000-6.500 ºK (grados Kelvin). Cuando nuestra glándula pineal la detecta, interrumpe la producción de melatonina y nos activamos porque estamos diseñados para que esto ocurra de forma biológica. Hacia el mediodía, la luz es más blanca y la ciframos en una temperatura de color de 4.000 ºK; esta luz nos hace estar en alerta, con plena atención y en tensión. Pero cuando el sol empieza a bajar, o sea, al atardecer, que es cuando está más lejos de la Tierra, la luz cada vez es más amarillenta y luego rojiza, con una temperatura de color que oscila entre los 2.700 y los 3.200 ºK. Entonces nuestra glándula pineal se estimula a través del reconocimiento visual de este color y da la orden a nuestro cerebro para que empiece a preparar el organismo para ir a dormir, induciendo la secreción de melatonina, que es la encargada de predisponer nuestro cuerpo para dormir y repararse. Más o menos, y según la naturaleza de la persona, se sabe que a partir de las seis de la tarde (según la época del año, claro) empezamos a producir melatonina. Después cenamos, nos relajamos, hacemos la digestión, empezamos a bostezar y a la cama.

En el dormitorio, procura no utilizar en las horas previas al sueño una iluminación que produzca una luz fría, azulada. Por ello te recomiendo que en tu casa todas las bombillas tengan una temperatura de color que esté entre los 2.700-3.200 ºK y que la gran mayoría de los fabricantes han optado por simplificar en 3.000 ºK (busca esta indicación en la caja de la bombilla antes de comprarla). Estas bombillas te aportarán un tipo de iluminación cálida.

La luz blanca, o sea, con temperatura de color superior a 4.000 ºK, es la ideal para lugares donde hay que estar alerta: despachos, ascensores, aparcamientos, comercios, etc. Dentro del dormitorio debemos procurar tener bombillas de luz cálida, que contribuirán a la producción de melatonina. Por cierto, también en los baños, pues, si te levantas por la noche para ir al baño y la luz es fría, dejarás inmediatamente de producir melatonina y te costará volverte a dormir.

Para trabajar, lo mejor son las bombillas incandescentes o las halógenas sin transformador. Se ha comprobado que la iluminación que replica el flujo electromagnético de la luz solar según los ritmos circadianos aumenta el rendimiento de los trabajadores en un 15%.

Lo ideal, como te decía, es que la iluminación no rompa los ritmos circadianos. No hay que olvidar que, al fin y al cabo, somos parte de la naturaleza.

Actúa

Revisa la iluminación de tu hogar, en especial de tu dormitorio.

No utilices una iluminación fría (azulada) en el dormitorio, sobre todo en las horas previas al sueño. La iluminación más fría es buena para trabajar, pues te hace estar alerta.

Como norma general, usa en cada momento del día una luz lo más parecida posible en color y temperatura a la luz natural.

La cama no es para mirar la tele

Siempre digo a mis clientes, medio en broma medio en serio, que la cama sirve para dos cosas: una es dormir y la otra... no es mirar la tele.

Muchas personas tienen la mala costumbre de mirar la televisión o consultar el móvil (correo, WhatsApp, Instagram, Facebook...) en la cama y justo antes de ir a dormir. Esto no contribuye al buen dormir, pues los televisores, como los móviles o las tabletas, tienen pantallas retroiluminadas con un espectro electromagnético similar al de la luz del mediodía, con una temperatura de entre 4.000 y 5.000 ºK. Es decir, no solo no contribuyen a nuestro descanso, sino que cuando ya nos disponemos a dormir vuelven a poner el cerebro en alerta.

Una posible solución es procurar, si miramos la tele antes de acostarnos, que a nuestro lado haya una lámpara que produzca una luz cálida (entre 2.700 y 3.200 ºK). Pero lo mejor, sin duda, es no mirarla durante al menos una hora antes de irte a la cama.

Para evitar tentaciones, lo más aconsejable es no tener un televisor en el dormitorio. Primero, porque es un aparato enchufado a la corriente, que, poco o mucho, produce campos electromagnéticos. Segundo, porque su pantalla es retroiluminada y pone en alerta a la glándula pineal: no nos permite pasar de la vigilia al sueño al amparo de una luz más suave y cálida. Y, tercero, porque corremos el riesgo de quedarnos dormidos mirándolo, con lo cual se pasará un buen rato (puede que incluso horas) alterando nuestro sueño con cambios de luz, sonido, etc.

Por último, si miras la tele desde la cama, además de que no descansarás ni harás otras cosas seguramente más placenteras y provechosas, es muy probable que acabes apagando el televisor con el mando a distancia, por lo que tendrás el piloto rojo del *stand-by* encendido toda la noche. Y ya sabemos cómo interpreta nuestra glándula pineal esa lucecita en medio de la oscuridad (es disruptiva de la melatonina).

Es cierto que las pantallas actuales son mucho menos perjudiciales para la salud que las antiguas, o sea, las de tubo catódico, pero aun así no es recomendable tenerlas en el dormitorio. Si tenemos la tele solo para ocasiones puntuales y el resto del tiempo permanece desenchufada, no pasa nada; pero, si tenemos la mala costumbre de irnos a dormir muchas noches mirando la tele, puede acabar siendo un factor de riesgo a largo plazo. El veneno, ya se sabe, está en la dosis.

En cualquier caso, cuando te compres un televisor, te aconsejo que tenga pantalla LCD (de cristal líquido) en lugar de pantalla de plasma. El LCD emite mucha menos radiación, mientras que el plasma puede emitir polución transitoria a través del cableado eléctrico. Procura que la velocidad de refresco sea alta. Para saber si esto es así fíjate en los hercios (HZ). Las primeras televisiones tenían 50Hz.

Las más recientes tienen 600Hz, es decir, una mayor velocidad de refresco, lo que significa que tenemos que hacer menos esfuerzo con la vista cuando las miramos.

Actúa

Saca el televisor del dormitorio. La cama es para hacer dos cosas: una es dormir y la otra no es mirar la tele.

Si quieres mirar la tele en las horas previas a irte a la cama, hazlo en el salón y junto a una luz cálida para compensar la luz fría del televisor. Cualquier pantalla retroiluminada con una luz azulada o blanca bloquea la producción de melatonina.

Otras pantallas: portátiles, tabletas, *smartphones*...

En los últimos años se ha generalizado el uso de los dispositivos electrónicos, como ordenadores portátiles, tabletas, lectores de libros digitales, videoconsolas y teléfonos móviles, entre otros. Parece que toda la vida hayan estado ahí, pero se trata de incorporaciones recientes a nuestra vida (10 o 15 años, 20 en el caso de los ordenadores portátiles). Parece mentira, pero las tabletas eran cosa de ciencia ficción hasta hace solo una década. Por ejemplo, el primer iPad de Apple se presentó el 27 de enero de 2010. Parece increíble, ¿verdad?

Se habla poco de los efectos perjudiciales de estos dispositivos, pero lo cierto es que generan campos electromagnéticos muy intensos. Además, se usan en cualquier lugar y posición, a veces directamente en contacto con el cuerpo, lo que aumenta la exposición y, por tanto, los riesgos potenciales.

Las tabletas y los teléfonos móviles son el verdadero *boom* de los últimos años. Su ligereza y su conectividad los han hecho todavía más omnipresentes que los ordenadores portátiles, especialmente entre la población infantil y juvenil, que los usa de manera tan intensiva que ya han empezado a aparecer patologías tan insospechadas como las tendinitis infantiles.

Es importante restringir en casa el uso de todos estos dispositivos, en especial en las horas previas a irse a la cama. No por capricho, sino para mejorar el descanso y, en última instancia, la salud. Cada vez hay más problemas de insomnio entre la población infantil y juvenil, porque los niños y los adolescentes se pasan horas en sus dormitorios chateando con el móvil o jugando con la videoconsola, a veces hasta altas horas de la noche. Y te recuerdo, aun a riesgo de ser pesado, que los problemas derivados del exceso de contaminación electromagnética se producen por acumulación.

Los adultos, además de poner normas, tenemos que predicar con el ejemplo. Así que te aconsejo, para minimizar el impacto del uso indiscriminado de todos estos dispositivos, que sigas una serie de pautas:

- Evita usar el ordenador portátil, la tableta o el teléfono móvil apoyándolos directamente en el cuerpo o demasiado cerca de él.
- Si no tienes más remedio que usar el móvil o la tableta en las horas previas a irte a la cama, hazlo con el modo *night shift* activado. Esta nueva funcionalidad cambia el color de la luz de la pantalla para que sea más cálido (vira a sepia). Se adapta, por tanto, al ciclo circadiano de luz diurna y luz nocturna, como comentábamos antes.
- Usa siempre que sea posible conexión a Internet vía cable. Entiendo que esto puede resultar una incomodidad, pero te recuerdo lo del principio de precaución.

- Otra opción es desactivar el wifi cuando no necesites conexión a Internet, o bien poner el móvil o la tableta en modo avión. Hazlo sobre todo si lo utilizan los niños para jugar.
- Ten en cuenta que el campo electromagnético que generan todos estos dispositivos es especialmente intenso cuando están enchufados a una toma de corriente. Por tanto, es mejor utilizarlos con la batería y permanecer lejos de ellos mientras se recargan.
- No permitas que los niños pasen más de dos horas al día delante de un ordenador portátil, un teléfono móvil, una tableta o una videoconsola. Y no dejes que los utilicen al menos una hora antes de irse a dormir.
- Apaga completamente los dispositivos cada vez que no vayas a utilizarlos durante unas horas.
- Apaga el *router* antes de irte a la cama. Para no tener que pensar en hacerlo cada noche, un buen truco es instalar un programador horario en el enchufe donde tengas conectado el *router*. Puedes programarlo para que funcione solo durante una determinada franja horaria, por ejemplo de 8 de la mañana a 11 de la noche.

Actúa

Restringe el uso de dispositivos electrónicos, en especial de móviles y tabletas, en las horas previas a irte a la cama. Si tienes hijos, haz que cumplan esta misma norma. Predica con el ejemplo.

¡Fuera del dormitorio, *gadgets*!

Como hemos ido viendo a lo largo de todo el libro, el dormitorio es la zona más sensible de la casa, por tanto la que más libre de radiaciones debe estar en todo momento. Ya te he mencionado la importancia de revisar la instalación eléctrica, desconectar todos los aparatos, no dormir con el teléfono móvil en la mesita de noche (mucho menos si está cargándose) y no usar dispositivos electrónicos en las horas previas al sueño. Pero todavía podemos hacer más cosas. Vamos a verlas.

Los portátiles, tabletas y demás *gadgets* han penetrado con fuerza no solo en nuestras oficinas o entornos laborales, sino también en nuestros hogares. El problema es que además los hemos invitado a pasar al dormitorio, incluso a meterse en nuestra cama, como si fueran mascotas malcriadas. Y hay que empezar a ponerles límites.

Cada vez más personas, por ejemplo, ven su serie preferida en una tableta mientras descansan tumbadas en la cama poco antes de dormirse. O echan un vistazo a sus redes sociales, chatean, etc. El perjuicio es doble, pues están un buen rato no solo mirando una pantalla retroiluminada, sino también sosteniendo un dispositivo conectado a una red wifi, 3G o 4G. En muchos casos, además, este rato de uso doméstico se suma a muchas horas previas de contacto con la tableta y el móvil en la oficina, donde cada vez los usamos más para trabajar.

Para descansar bien hay que desenchufarse, desconectarse. Por eso, idealmente todos los dispositivos electrónicos deberían quedar fuera del dormitorio. Todos, incluido el móvil. Y durante al menos una hora antes de ir a dormir no deberíamos mirar ninguna pantalla retroiluminada a menos que esté en modo *night shift*. Todo esto, huelga decirlo, es todavía más importante en el caso de los niños pequeños, pues todavía están creciendo y su cerebro está desarrollándose.

La presencia de *gadgets* en el dormitorio y la contaminación electromagnética que producen pueden afectar incluso a la vida íntima de una pareja. Es muy difícil que las relaciones funcionen bien si uno de los dos, o los dos, tienen el descanso sistemáticamente alterado y si el dormitorio ha dejado de ser un lugar sagrado para el descanso y las relaciones íntimas.

Actúa

Expulsa de tu dormitorio todos los *gadgets*: teléfonos móviles, tabletas, ordenadores portátiles, etc. Tu dormitorio debe ser un templo para el descanso y las relaciones íntimas. Como mucho, si usas el móvil, hazlo con el modo *night shift* activado.

Da ejemplo a los niños y no dejes que se vayan a dormir usando el móvil, la tableta o cualquier pantalla retroiluminada.

Duerme lejos de los electrodomésticos

Hemos visto en los capítulos anteriores qué hacer y qué no con la instalación eléctrica y con la iluminación. Veamos ahora otros aspectos que se refieren al hogar y que, de forma más o menos directa, inciden también en el descanso y en la reparación de las funciones corporales. Por ejemplo, los electrodomésticos.

La mayoría de los electrodomésticos tienen un motor, por lo que son susceptibles de emitir campos electromagnéticos. Algunos, como los secadores de pelo y las maquinillas de afeitar, se usan bastante a menudo y en contacto directo (o casi) con la cabeza. Otros, como la lavadora y el lavavajillas, emiten una radiación muy potente mientras están en funcionamiento. Igual que el frigorífico y los congeladores, que tienen la peculiaridad de que se pueden activar solos durante la noche, cuando necesitan enfriar. Otros electrodomésticos que deben estar lejos del dormitorio son, entre otros los hornos, las calderas, las placas de inducción o la vitrocerámica.

Conviene tener estos electrodomésticos al menos a dos metros de los dormitorios, incluso aunque haya una pared de por medio. Y, por supuesto, hay que evitar colocar la cabecera de una cama pared con pared con la de la cocina, sobre todo si hay un frigorífico, un congelador o un compresor de aire acondicionado.

En las cocinas también encontramos el famoso y polémico microondas, que merecería un capítulo entero, pues tiene muchas contraindicaciones. Hay que alejarse de su radiación de alta frecuencia cuando está en marcha, y sobre todo no quedarse delante esperando a que acabe de calentar, como hacen muchas personas y como seguro que hemos hecho todos alguna vez sin darnos cuenta.

No entraremos aquí en detalle en cómo actúa el microondas sobre los alimentos que introducimos en él. Tan solo te apuntaré que es tan agresivo que puede llegar a destruir casi totalmente sus propiedades, hasta el punto de que nuestro organismo no los reconozca como nutrientes. Altera su naturaleza y distorsiona la composición original de la sustancia. Destruye las vitaminas, los minerales y las proteínas. En total, con su uso se pierde entre el 60 y el 90% de la energía vital de los alimentos. Y no lo digo yo, sino numerosos estudios, como el de la Universidad de Stanford, que investigó sus efectos sobre la leche materna. Cuando se calentaba el biberón con la leche para el recién nacido en el microondas, se destruían todos los nutrientes que debían servir para formar el sistema inmunológico del bebé.

Otras consecuencias que se han demostrado en diferentes estudios son:

- Daño cerebral si se usa diariamente.
- Disminución de hormonas masculinas y femeninas.

- Alteración de los minerales de las verduras y conversión en radicales libres cancerígenos.
- Reducción de la respuesta del sistema inmunitario.
- Disminución de la capacidad de absorción de las vitaminas B, C y E, así como de los minerales esenciales.

Actúa

Comprueba que tu zona de descanso esté alejada al menos dos metros de los electrodomésticos de uso habitual.

Usa lo menos posible (o a ser posible nada) el microondas. No te afectarán sus radiaciones si no estás cerca, pero sí afectarán a las propiedades de los alimentos que ingieras.

Un caso especial: los teléfonos inalámbricos

Muchas personas no son conscientes de la peligrosidad de los teléfonos inalámbricos, hasta el punto de que incluso los dejan en la mesilla de noche, ya sea sobre una base o sueltos. No son conscientes de que se trata de uno de los aparatos que mayor radiación emiten, en especial la base, que no para de emitir ondas durante todo el día.

La mayoría de los teléfonos inalámbricos del mercado usan el sistema DECT, que produce una alta contaminación electromagnética. Te desaconsejo firmemente que lo utilices en el dormitorio, y mucho más que lo dejes allí durante la noche. Y, ni que decir tiene, que tengas uno en la mesita de noche ni en otro lugar del dormitorio. Entiendo que es muy cómodo y que te permite hacer otras cosas mientras hablas, pero su radiación es muy intensa y perjudicial.

En realidad, lo peligroso no es el uso del teléfono en sí, que solo genera un campo electromagnético cuando se llama o se recibe una llamada, sino la actividad de la base, que constantemente emite señales para que el teléfono inalámbrico la tenga localizada.

Te aconsejo que sustituyas tu inalámbrico DECT por uno que utilice el sistema ECO DECT, que hace el mismo trabajo pero deja de emitir frecuencia al cabo de 20 segundos de haberlo colgado en su base. O, mejor aún, cámbialo por uno tradicional de cable. Entre estos últimos, muchos tienen un altavoz, con lo que ni siquiera tendrás que acercarte el auricular a la oreja. Soy consciente de que puede parecer un atraso, pero lo que está en juego es tu salud y la de los tuyos, así que en realidad es un adelanto.

Hay otro dispositivo que actúa de forma similar al teléfono inalámbrico: el vigilabebés. Se trata de un avisador que muchos padres ponen en una habitación para saber cuándo llora o se despierta su bebé. Es un aparatito de aspecto inofensivo, pero que emite radiofrecuencias sin cesar, por lo que desaconsejo su uso a menos que sea estrictamente imprescindible. Y, en ese caso, procura siempre situarlo lo más alejado posible del bebé. Como alternativa, puedes usar vigilabebés ecológicos de baja frecuencia que solo se activan cuando el bebé emite algún sonido. Cuando ya no hay ruido se pone en reposo y, por tanto, deja de generar campos electromagnéticos.

Actúa

Cambia tu teléfono inalámbrico por uno que no use el sistema DECT o por uno convencional de cable. Y, por supuesto, no lo tengas en el dormitorio, que debe ser un espacio libre de radiaciones.

Evita también en lo posible el vigilabebés, o sustitúyelo por uno que solo se active cuando el bebé haga algún ruido.

Wifi *off*: vivir en modo avión

No voy a hacer que descubras las ventajas del wifi: más libertad (te puedes conectar a Internet desde cualquier lugar) y más versatilidad (puedes usar todo tipo de dispositivos: ordenadores, tabletas, *smartphones*, lectores de libros digitales, videoconsolas, etc.). Aunque permite una velocidad inferior a la conexión por cable, la comodidad que aporta está haciendo que cada vez se extienda más, no solo en los lugares de trabajo y en los espacios de ocio, sino también en los hogares.

La mayoría de nosotros tenemos la sensación de que siempre ha estado ahí, pero en realidad solo hace una década que tenemos wifi de forma generalizada. Se ha instalado con tal fuerza en nuestras vidas y se ha hecho tan imprescindible que ahora vamos buscando redes wifi por todas partes: en cafeterías, hoteles, aeropuertos, bibliotecas, centros comerciales y hasta en las casas de los amigos que visitamos. Si no encontramos una red gratuita o esta no va bien, nos parece poco menos que una tragedia. Si no tenemos una red wifi, ya no podemos jugar, mirar una película, escuchar música o comunicarnos con la familia o los amigos, y no digamos ya trabajar.

Aunque nos dijeran que es extremadamente peligroso, nos supondría un importante problema dejar de usar las redes wifi. Afortunadamente, no se trata de eso. Como has visto a lo largo del libro, mis consejos no van en la línea de prescindir de la tecnología, sino de usarla con prudencia y sentido común. No hay que olvidar que todos estos sistemas de redes inalámbricas emiten campos electromagnéticos, en concreto campos de microondas pulsantes similares a los de la telefonía móvil. Y que cada vez más estudios ponen en evidencia que una exposición prolongada a estos campos puede tener consecuencias negativas sobre nuestra salud.

En cuanto a las redes wifi en concreto, existe cierta controversia sobre los perjuicios que pueden ocasionar. Por un lado, la Unión Europea está estudiando prohibirlas en los colegios. Francia, país que a menudo va por delante en estas cuestiones, ya prohibió hace años el uso del móvil a niños y niñas menores de doce años, así como el wifi en las escuelas y bibliotecas. La Organización Mundial de la Salud (OMS), en cambio, defiende la inocuidad del wifi, pero no hay que olvidar que esta organización está condicionada por ciertos grupos de presión que mueven mucho dinero.

Si dudas sobre a quién hacer caso, te propongo que hagas un experimento sencillo en casa como el que hicieron unas jóvenes estudiantes de Dinamarca que quisieron comprobar si la radiación de las redes wifi tenía efectos sobre las plantas. Plantaron semillas de *Lepidium Sativum* (un tipo de berro) y colocaron una bandeja en una habitación sin radiaciones y otra en una habitación con dos *routers*. Durante casi dos semanas observaron, midieron y fotografiaron los resultados. ¿Qué sucedió? Que las semillas situadas en la habitación libre de radiaciones crecieron normalmente, mientras que las situadas junto a los *routers* no prosperaron.

Aunque las personas no somos plantas, como es obvio, y menos aún plantas tiernas recién salidas de la tierra, no se puede negar que somos seres vivos. El sentido común dicta que, de alguna forma y en alguna medida, las radiaciones también nos afectan. Por eso, creo que no está de más aplicar, como vengo aconsejando a lo largo de todo el libro, el principio de precaución, en especial en lo que se refiere a los niños, los ancianos y los enfermos, que son los colectivos más vulnerables a la contaminación electromagnética.

De hecho, en relación con el desarrollo del cerebro en los niños, la Agencia Europea del Medio Ambiente (AEMA) advierte que «hay indicios suficientes o niveles de evidencia científica de efectos biológicos nocivos, suficientes para invocar la aplicación del principio de precaución y de medidas preventivas eficaces de forma urgente». El Consejo de Europa también alerta «sobre los riesgos específicos del uso temprano, imprudente y prolongado de los teléfonos móviles y otros dispositivos que emiten campos electromagnéticos».

Si miras en tu ordenador, tu móvil o tu tableta seguro que encuentras una gran cantidad de redes wifi emitiendo a tu alrededor, sobre todo si lo haces en el centro de una ciudad. Inevitablemente vivimos sumergidos en un mar de ondas wifi que no siempre podemos controlar. No podemos, por ejemplo, obligar a nuestros vecinos a apagar el wifi cuando no lo utilizan. Lo que sí puedes hacer es proponerlo en una reunión de vecinos o, si sois pocos, ir comentándolo uno a uno. Corres el riesgo de que algunos te miren como el raro o la rara del edificio, pero no pierdes nada.

Sobre esto, recuerdo un caso curioso. En una de mis visitas, me sorprendió la preocupación extrema de un cliente, muy agobiado por la cantidad ingente de señales wifi que detectaba desde su móvil. Creo recordar que eran más de veinte. Procedimos a apantallar debidamente su dormitorio con pintura antirradiación y cortinas especiales, y eliminamos de manera radical la entrada de señales de wifi y telefonía móvil. Al cabo de unos días, me llamó para informarme de que había puesto en el ascensor de la comunidad un cartel grande que rezaba: «Por la salud de los niños y los ancianos que viven en esta comunidad, os pido por favor que APAGUÉIS EL WIFI MIENTRAS NO LO USÉIS». Lo curioso y revelador del caso es que consiguió reducir el número de redes wifi que detectaba desde su móvil a solo 4 o 5. Por tanto, con un poco de voluntad y colaboración, es posible reducir la contaminación electromagnética de nuestro entorno, ya que cada vez hay más personas sensibilizadas con respecto a esta cuestión.

Es muy aconsejable apagar el *router* por la noche. En este sentido, he observado que, desgraciadamente, algunos modelos no tienen interruptor on/off. Ante esto, se puede reclamar y cambiar de compañía o exigir un modelo de *router* distinto. Otra solución es conectarlo junto con otros dispositivos a una regleta con interruptor y apagarla cuando no los usemos, especialmente cuando nos vayamos a dormir.

También es aconsejable, como ya hemos apuntado, limitar a los adolescentes de la casa el uso de dispositivos inalámbricos (tabletas, teléfonos móviles o consolas), de la misma manera que se les limita el tiempo en que miran la televisión, y acostumbrarlos a que desconecten el wifi cuando no necesiten conexión a Internet y siempre que acaben de utilizar los dispositivos electrónicos.

Actúa

Limita en lo posible la exposición a redes wifi. Procura, por ejemplo, que no todo el entretenimiento en casa pase por estar conectado a Internet. Y, sobre todo, apaga el ***router*** siempre que no lo utilices, principalmente por la noche, que es el momento en el que tu cuerpo necesita aislarse al máximo de las radiaciones para descansar y recomponerse.

Cómo protegerte de las agresiones externas

En los capítulos precedentes te he hablado de qué hacer para protegerte de la contaminación electromagnética que se genera en el interior de tu hogar, ya sea por una instalación eléctrica defectuosa, electrodomésticos, equipos informáticos, equipos de redes wifi u otros dispositivos electrónicos de uso común. Pero también debemos tener en cuenta las radiaciones artificiales que provienen del exterior de nuestro hogar, es decir, las generadas por líneas eléctricas, transformadores, antenas de telefonía, radares, etc.

Está claro que no podemos controlar directamente estas radiaciones. Tan solo podemos vigilar, a través de asociaciones de vecinos y de consumidores, que se cumplan las leyes vigentes. Tampoco podemos ir por ahí con un traje de astronauta que nos proteja de las radiaciones y nos haga totalmente inmunes al efecto de los campos electromagnéticos. Ahora bien, sí podemos adoptar ciertas medidas para protegernos, como veremos a continuación.

Antes, para acabar de convencerte, si todavía no lo estás, de la peligrosidad de ciertas agresiones externas, te daré un dato: el número de casos de cáncer es mayor en un perímetro de 50 metros alrededor de una antena de telefonía móvil que a una distancia mayor. Las compañías podrían hacer en nuestro país como en Austria, donde instalan muchas antenas de muy poca intensidad que se modulan según la demanda. Pero, claro, esto requiere más inversión. Aquí prefieren camuflar las antenas para que no se vean o instalar antenas de telefonía en forma de árbol o de chimenea para disimular.

Además de las grandes antenas que todos vemos en lo alto de los edificios, las compañías ya hace tiempo que han empezado a instalar pequeñas antenas en las partes bajas de las fachadas de los edificios, algunas escondidas detrás de rótulos. Se llaman «picoantenas». Es importante que recurras a un especialista que pueda medir estos campos electromagnéticos y conozca los límites que la ley aconseja.

Conviene que te preguntes si tienes alguna antena de telefonía cerca de tu hogar y que lo investigues. Como te decía, hay bastantes indicios de que la proximidad con una antena puede ser un factor de riesgo para desarrollar un cáncer. Estas antenas emiten ondas en frecuencias que oscilan entre los 900 y los 2.600 MHz (megahercios) y tienen un alcance de hasta 30 kilómetros. Se trata de radiofrecuencias que impactan sobre nuestro sistema vegetativo y que alteran, entre otras cosas, la presión arterial y los ciclos del sueño.

Ni las empresas ni la Administración (ahora hablaremos de ella) hacen lo suficiente para evitar que lleguen hasta nuestros hogares niveles altos de radiación electromagnética. No están aplicando el principio de precaución, que en este caso consistiría en no usar una tecnología hasta que se demuestre que es totalmente inofensiva. Con el permiso de las instituciones correspondientes, se despliegan tecnologías cada vez más potentes (el 5G está al caer, por ejemplo) sin la certeza de que sean inocuas. Y esto me parece una verdadera imprudencia temeraria.

Hay muchas variables que afectan al nivel de radiación que te llega de una antena de telefonía. Puedes tenerla cerca, incluso a la vista, pero estar protegido por una pared de hormigón o por una pared de ladrillo muy gruesa. Sin embargo, lo más habitual es que haya una ventana y que no estemos suficientemente protegidos. En estos casos, si la persiana es metálica puede bastar con bajarla por la noche. Si es de plástico, en cambio, no interfiere con la señal y no te protege. Una solución puede ser entonces poner unas cortinas con filamentos de plata y cobre o unas mosquiteras metálicas, especiales, que absorben la señal de alta frecuencia e impiden que impacte sobre nuestro organismo. Esto, junto con el uso de pinturas especiales, permite hacer lo que llamamos «apantallamientos».

Además de las antenas de telefonía móvil, hay otros agresores externos que pueden afectar a nuestra salud. Por ejemplo, las líneas de alta tensión. El problema es que muchas están enterradas, por lo que si quieres asegurarte de que no pasan bajo tus pies debes recurrir a un experto que haga las correspondientes mediciones.

También tenemos los grandes transformadores de las compañías eléctricas, que trabajan con potencias altísimas y crean una gran contaminación electromagnética a su alrededor. En ocasiones están a la vista, pero otras veces están debajo de las casas. La única solución en este caso es alejarse de ellos. Se han diagnosticado casos de leucemia pediátrica y de hidrocefalia en hogares muy expuestos a este tipo de radiación.

Como te decía, aislarnos totalmente de estos campos electromagnéticos, de este *electrosmog*, es prácticamente imposible, pero podemos hacer cosas para minimizar su efecto. Hay todo un mercado de productos: revestimientos, enrejados, telas apantallantes, metales especiales, armonizadores, reguladores, orgonitas y hasta chips milagrosos. Hay que ir con sumo cuidado y consultar antes a un especialista de confianza y con una formación acreditada, pues no todos estos productos tienen la eficacia que prometen.

Actúa

Pide a un especialista que mida las radiaciones que te llegan desde el exterior de tu hogar, en especial si tienes (o sospechas que tienes) cerca una antena de telefonía móvil, una línea de alta tensión o un transformador. Si te llega un nivel elevado de radiación, busca formas de realizar un apantallamiento eficaz, sobre todo en los dormitorios.

Toma conciencia y compártelo

Por último, entre las cosas que puedes hacer hay una muy importante: tomar conciencia y concienciar a tu entorno. Primero a la gente de tu entorno inmediato, luego a tu comunidad. En paralelo, puedes exigir a las compañías y a los gobernantes que sigan investigando el efecto de las radiaciones sobre la salud y que adopten las medidas oportunas para proteger a la población. Y que, ante la duda sobre los efectos que pueda tener una tecnología, apliquen el principio de precaución y no se dejen embaucar por los cantos de sirena de las compañías que quieren implantar esas tecnologías.

La Administración pública es la responsable de establecer las normas y velar por su cumplimiento. No hay que olvidar que las compañías, tanto las proveedoras de infraestructuras y energía como los fabricantes de aparatos eléctricos y electrónicos, velan por sus intereses, que básicamente consisten en ganar dinero y en ofrecer beneficios a sus accionistas. Es la Administración la que debe vigilar y procurar que las compañías se ciñan a los límites establecidos y actúen de forma honesta, ética y respetuosa.

La Administración pública debe actuar por encima de todo en beneficio de los ciudadanos. Por desgracia no siempre lo hace, como sucedió con la aprobación de la actual Ley de Telecomunicaciones, que autoriza a las operadoras de telefonía a colocar en las azoteas sus antenas de telefonía móvil sin necesidad de obtener el consentimiento de los vecinos. De esta forma ignoran las crecientes evidencias respecto a la incidencia de la radiación de alta frecuencia de esas antenas en el desarrollo de cánceres en las personas que viven cerca.

Para asegurarte de que las autoridades públicas actúen para proteger a los ciudadanos en lugar de para favorecer a las empresas, también puedes apoyar a asociaciones y organizaciones de consumidores y usuarios. Por ejemplo, a la Plataforma Estatal contra la Contaminación Electromagnética (PECCEM), que ha denunciado en repetidas ocasiones la desprotección de los ciudadanos frente a esta nueva ley, que califican de atentado contra la salud pública.

Por otro lado, la Administración también debe asumir otras dos funciones importantes: investigar o promover la investigación destinada a conocer de manera fehaciente los efectos de las radiaciones e informar sobre los resultados obtenidos a la población. En cuanto al primero, es importante que se siga investigando no solo para conseguir dispositivos y redes que ofrezcan un mayor rendimiento (para que sean más potentes y más rápidos), sino también para que sean más seguros.

Hay algunos avances esperanzadores en este sentido. Por ejemplo, pronto será posible conectarse a Internet a través de la luz de una bombilla. Será mucho más económico que el wifi y aseguran que más inocuo, ya que los datos se transmitirán a través de la luz, no de sistemas de radiofrecuencia. Además, no atravesará paredes. Esta tecnología se conoce como «lifi» (acrónimo de Light Fidelity) y actualmente está en fase experimental. En China, un equipo de investigadores del Instituto de Física Técnica de Shanghái ya ha conseguido transmitir información a distancia a través de la luz gracias a esta nueva tecnología.

Como usuarios y como ciudadanos, tenemos que exigir a nuestros gobernantes que promulguen leyes para velar por nuestro bienestar y para controlar los excesos de la industria, pero también que promuevan la investigación en nuevas tecnologías. Porque no se trata de renunciar a aquello que nos proporciona nuevas posibilidades de comunicación, conocimiento y diversión, sino de disfrutarlo de una manera que no perjudique a nuestra salud.

Si todos somos exigentes con nuestros gobernantes, poco a poco las instituciones adquirirán más conciencia de los peligros de la radiación electromagnética sin control, como ha sucedido en las últimas décadas con el consumo del tabaco. ¿Acaso alguien podía imaginar hace 30 años que estaría prohibido fumar en todos los espacios públicos? Ha sido necesario vencer las resistencias de la industria del tabaco y presionar a la Administración para que fuera cada vez más estricta. Al final, el gasto de la sanidad pública ocasionado por el tabaco era tan grande que las diferentes administraciones se vieron obligadas a actuar. Lo mismo ha sucedido en diferentes momentos con el uso del casco en la moto o el del cinturón de seguridad en el coche, con el consumo de bebidas alcohólicas o drogas en menores de edad, etc. Esperemos que no haya que esperar tanto, ni que tenga que morir tanta gente, para que las autoridades actúen de forma estricta contra la incidencia de las radiaciones y apliquen políticas eficaces de prevención y protección.

Actúa

Exige a tus gobernantes, a través de todos los canales que tienes a tu alcance, para que creen leyes de control de las radiaciones y velen por su cumplimiento. También para que fomenten la investigación en nuevas tecnologías, pues no se trata de renunciar a sus ventajas, sino de poder usarlas sin que perjudiquen a nuestra salud.

Parte 4

TESTIMONIOS

Casas y casos

Mis experiencias, vivencias y evidencias

Desde que se publicó *La buena onda* en 2013, he realizado más de 3.000 estudios de biohabitabilidad en viviendas y oficinas. En ocasiones, los propietarios o inquilinos contactan directamente conmigo a través de mi página web (www.pereleon.com) y otras veces me llegan a través de médicos con los que colaboro regularmente. Los estudios que llevo a cabo son rigurosos, con mediciones detalladas. Para realizarlas utilizo un instrumental variado como el que puedes ver en la siguiente imagen y que no entraré a detallarte para no aburrirte.

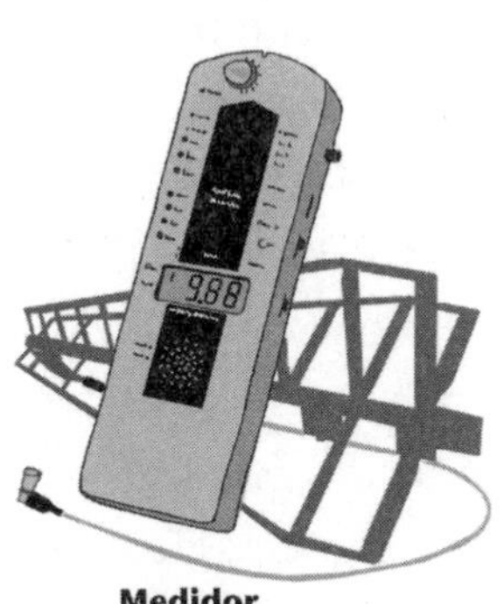

Medidor de alta frecuencia

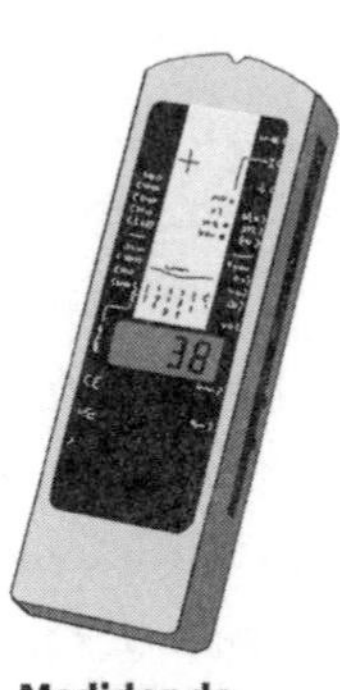

Medidor de campo eléctrico

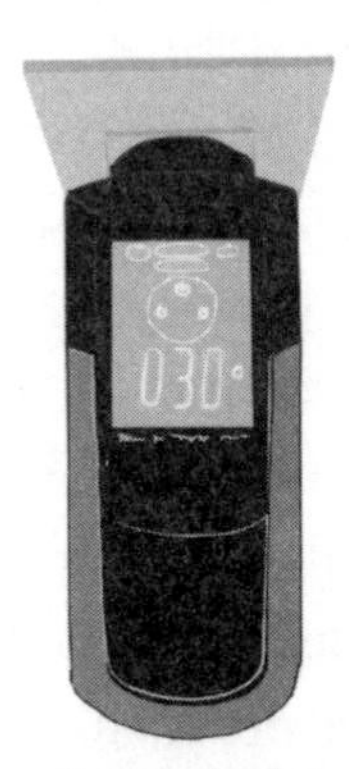

Comprobador de toma de tierra

En este tiempo he visto todo tipo de casas y de casos. He observado, con preocupación, que los niveles de contaminación electromagnética o *electrosmog* son cada día mayores. Ya no falta en ninguna casa el *router* con wifi (más los de los vecinos), las tabletas, los móviles inteligentes, las videoconsolas y todo tipo de nuevos y sofisticados dispositivos. A eso hay que añadir, sobre todo en las ciudades, la influencia de las antenas de telefonía, la proximidad de los transformadores, etc. Es una realidad con la que tenemos que convivir, porque nadie quiere renunciar a los beneficios de las nuevas tecnologías. Pero no siempre es fácil encajar la comodidad que nos ofrecen con la salud y la prevención.

Lo que más sorprende a las personas que visito es la gran influencia de las radiaciones naturales, probablemente porque no vemos de dónde salen y porque pocas personas son conscientes de su existencia y de su influencia. Aunque las mediciones son también rigurosas, procuro al principio no usar las varillas de radiestesia, para que no piensen que soy un brujo o algo parecido, pues muchas personas tienen prejuicios en este sentido. A medida que ven que soy una persona seria, rigurosa, científica y comprometida con lo que hago, van cogiendo confianza y se abren. Es entonces cuando puedo explicarles que lo más perjudicial es justamente aquello que menos conocemos y que más difícil nos resulta percibir: las corrientes de agua que circulan bajo nuestra cama. Esas corrientes, tras meses e incluso años de actividad silenciosa, acaban ocasionando todo tipo de enfermedades, desde cándidas hasta fibromialgia, pasando por ansiedad, tristeza, apatía, enfermedades inmunes, etc. Una de las repercusiones de la radiación es que pone a la persona en una situación más vulnerable. Su sistema inmunológico se ve debilitado y puede llegar a desarrollar incluso un cáncer.

En las siguientes páginas te explicaré brevemente algunos casos para que veas una muestra de lo que me encuentro a diario. Y, sobre todo, para que te plantees si estás viviendo o has vivido algo similar, en tus propias carnes o en la vida de personas cercanas y queridas.

Lo más frecuente: bruxismo, insomnio y dolor articular

Cuando alguien lleva un tiempo «en geopatía», suele experimentar dolor lumbar y cervical. También, muy frecuentemente, contracturas, rigidez muscular y bruxismo (o sea, apretar las mandíbulas, en especial durante la noche). El bruxismo, si se alarga en el tiempo, puede causar no solo dolor tensional, sino también desgaste de los dientes, así como otros problemas odontológicos.

Recuerdo el caso de Clara, una joven de Barcelona de 17 años que llevaba toda su vida durmiendo en la misma habitación. Sufría constantes dolores de cabeza, cansancio crónico, un estado de ánimo irritable y otros síntomas, entre ellos uno curioso: a su edad todavía no tenía el periodo.

Al revisar su dormitorio, vimos que una corriente de agua atravesaba en horizontal la cama a la altura del cabezal, pasando justo por donde apoyaba la cabeza. Cambiamos de posición la cama, desplazándola apenas medio metro a un lado, como puedes ver en la imagen siguiente. Al cabo de poco tiempo, empezó a recuperarse de los dolores y a disfrutar de una gran vitalidad. Ah, y empezó a tener el periodo.

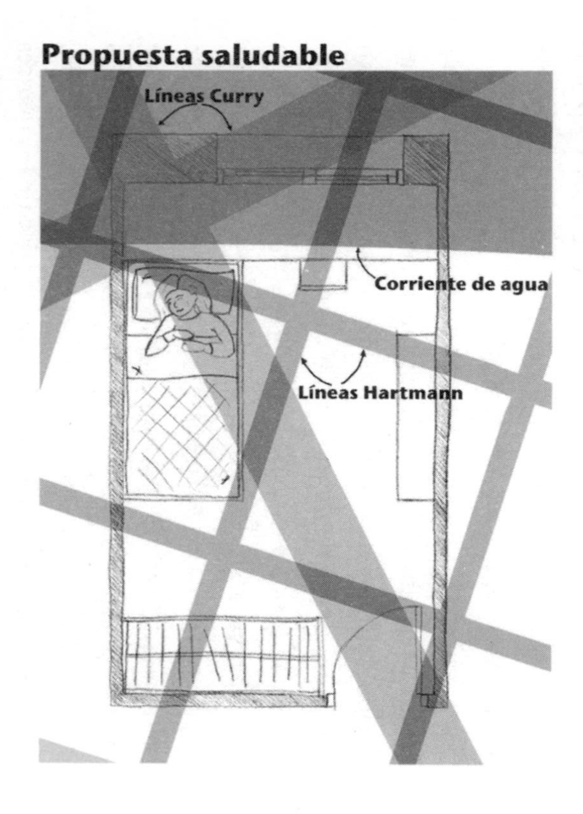
Propuesta saludable
Líneas Curry
Corriente de agua
Líneas Hartmann

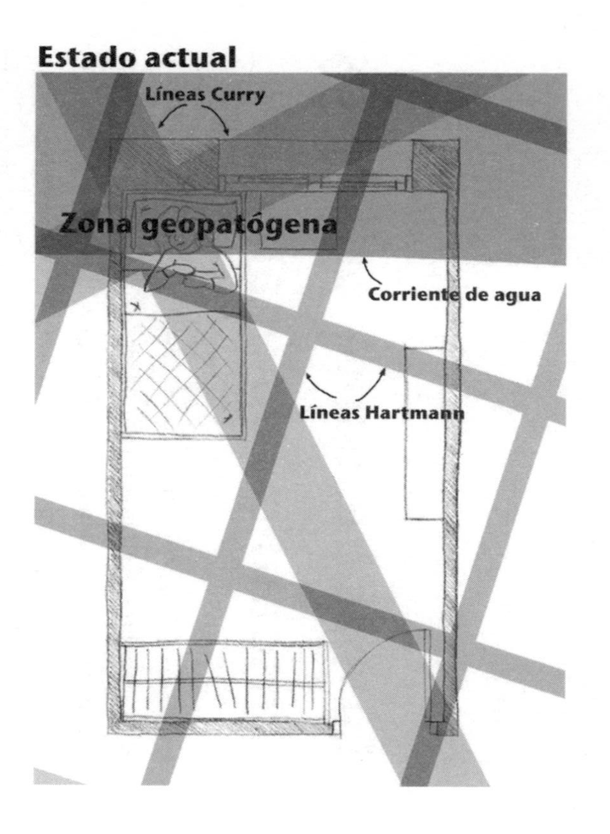
Estado actual
Líneas Curry
Zona geopatógena
Corriente de agua
Líneas Hartmann

Fibromialgia y fatiga crónica

Todos los casos de fibromialgia o de esclerosis múltiple que he visto, sin excepción, tenían un origen geopático. Como el de Eduardo, un joven ingeniero aparentemente fuerte y corpulento, que experimentaba dolor por todo el cuerpo, especialmente en las articulaciones, y sufría insomnio crónico. Cuando lo visité, la enfermedad lo había debilitado casi por completo. Observé que dormía sobre un doble cruce de corrientes de agua subterráneas y le recomendé cambiar la cama de lugar.

Suelo hacer un seguimiento de las personas para las que hago estudios con la finalidad de comprobar si han funcionado las medidas recomendadas. Normalmente, al cabo de un par de semanas empiezan a dormir mejor, lo cual es una buena señal. Sin embargo, cuando pregunté a Eduardo cómo estaba al cabo de ese tiempo, me dijo que, aunque notaba alguna mejora, no acababa de recuperarse. Le recomendé entonces una doctora de confianza, que lo visitó y descubrió que tenía unos implantes de titanio y unas amalgamas de mercurio en dos dientes, algo que hoy en día está totalmente prohibido. Acudió a un dentista para quitárselos y a partir de entonces empezó a dormir mejor. Hoy en día, Eduardo se ha recuperado de la fibromialgia y vuelve a trabajar.

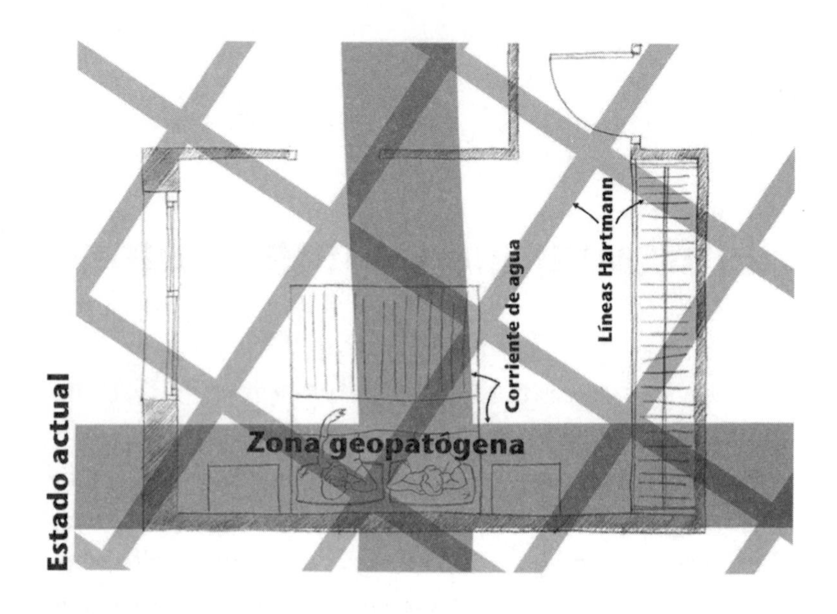
Estado actual
Zona geopatógena
Corriente de agua
Líneas Hartmann

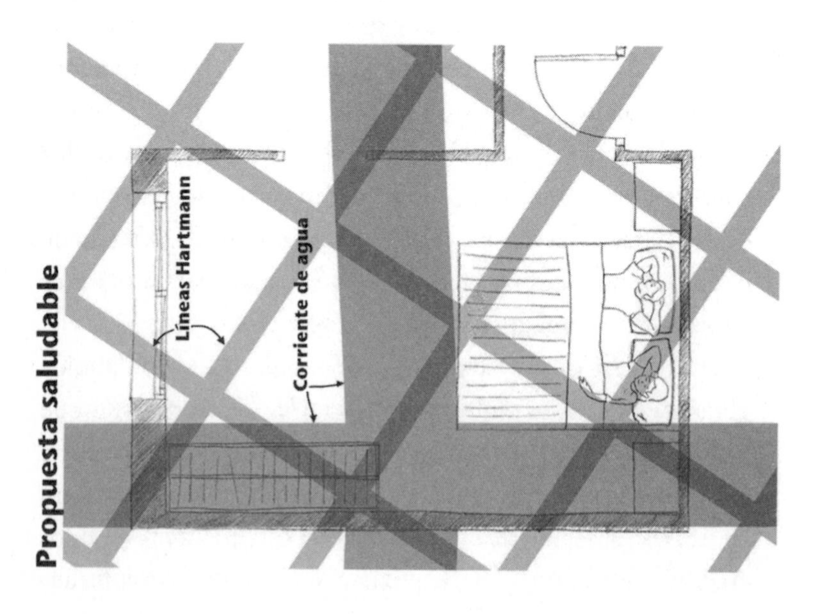
Propuesta saludable
Líneas Hartmann
Corriente de agua

Cáncer y enfermedades autoinmunes

Este capítulo es para mí el más delicado y sentido de escribir. He visto tantos casos que me resulta muy difícil destacar solo uno.

Son también muchos los sentimientos y vivencias que acuden y que afloran a mi memoria a raíz de las numerosas experiencias vividas durante los años que llevo visitando viviendas y lugares de trabajo. Por desgracia, es habitual encontrar más de un caso en una misma familia o entre los empleados de una empresa. Incluso me he llegado a encontrar con toda una familia afectada por diversos tipos de cáncer y enfermedades inmunes. Es en estas ocasiones cuando hablo de «casas que matan» o «casas cáncer».

Después de más de 13 años de experiencia en geobiología y análisis ambiental, he llegado a la conclusión de que todos los casos de cáncer y enfermedades inmunes que me han derivado oncólogos y médicos integrativos tienen un claro origen en los campos electromagnéticos provocados por corrientes de agua subterránea y materiales del subsuelo, así como en la contaminación electromagnética ambiental y sus derivados.

La buena noticia es que la mayoría de los casos en los que se ha actuado a tiempo, haciendo correcciones, como la modificación de la ubicación de la cama o del lugar de trabajo, así como la aplicación de medidas de protección frente a campos electromagnéticos producidos, entre otros, por antenas de telefonía, los resultados han sido espectaculares, remitiendo el cáncer en muchos casos.

Te contaré tres de las muchas experiencias vividas en estos últimos años, todas ellas muy emotivas para mí.

La primera sucedió hará unos seis años. Visité una casa en los aledaños de Sant Cugat del Vallès, en la provincia de Barcelona, en la que detecté una corriente de agua muy potente en la mitad izquierda de una cama de matrimonio, lugar donde dormía la esposa de mi cliente. Cuando vio la cara que puse y le expliqué qué sucedía, me preguntó al instante cuáles podían llegar a ser las consecuencias de dormir en aquel lugar. No dudé en afirmar que, si no cambiaban el lugar para dormir, su esposa podía terminar padeciendo un cáncer u otra enfermedad grave. Su reacción me conmovió: empezaron a aflorar lágrimas de sus ojos y su expresión se volvió triste y abatida. Luego me confesó que su esposa actual estaba pasando por un proceso de cáncer de mama. Lo peor, sin embargo, fue cuando me dijo que sus dos anteriores esposas también murieron de cáncer de mama y... ¡que dormían en el mismo lado de la cama!

Después mantuvimos una larga conversación en la que me explicó con todo lujo de detalles los síntomas que aquejaron a sus esposas. Tenían en común que ninguna de las tres dormía bien y que se quejaban de cansancio, rigidez, dolor de cabeza y falta de energía.

La buena noticia es que pudimos modificar la distribución del dormitorio de forma fácil y sin hacer muchos cambios, y su última esposa se recuperó.

El segundo caso es el de Cecilia: una barcelonesa encantadora con la que conecté al instante y que al principio de la visita ya me explicó que había padecido dos cánceres en menos de seis años. Después de leer uno de mis libros (*La buena onda*), se sintió claramente identificada con los síntomas que explicaba allí. Además, el nombre de su calle empezaba por «Riera de...», lo que le hacía sospechar que podía haber corrientes subterráneas.

Pues bien, al realizar el estudio descubrí que uno de sus cuatro hijos, que siempre estaba cansado, triste y apático, y al que no le iban muy bien los estudios, estaba durmiendo encima de una corriente de agua. Para colmo, tenía una antena de telefonía a menos de 30 metros de distancia.

Me puse enseguida manos a la obra. Movimos la cama al otro lado del dormitorio y realizamos un apantallamiento de los campos electromagnéticos de la antena de telefonía, que no solo alcanzaban su dormitorio, sino también los de sus tres hermanos.

Aquí no acabó la experiencia: resultó que Cecilia y su marido, Miquel, estaban durmiendo sobre la misma corriente de agua, puesto que el dormitorio de ellos y el de su hijo eran colindantes. Les recomendé que se visitaran con uno de los médicos integrativos de confianza con los que colaboro habitualmente, que le hizo a Miquel unas pruebas que detectaron un principio de cáncer de colon. Afortunadamente estaba en un estadio muy inicial y pudieron tratarlo a tiempo.

El tercer y último caso me afectó y marcó de manera muy directa. Al ser también padre de dos niños, no pude evitar empatizar con mis clientes, a los que actualmente me une una gran amistad. El caso es que realicé una prospección en un piso en la parte alta de Barcelona, concretamente en el barrio de Sarrià-Sant Gervasi, muy afectado por corrientes de agua y campos magnéticos, en el que por desgracia Sergi y Albert, de 6 y 8 años respectivamente, padecían cáncer. Sergi tenía un linfoma de Hodgkin, una clase de cáncer del sistema linfático, y Marc, una leucemia.

Desde que se habían mudado a aquel piso, cuatro años atrás, ambos dormían encima de una corriente de agua muy potente. Además, en los bajos del edificio había una estación transformadora de una compañía eléctrica. Ante la amenaza de los campos magnéticos tan elevados de la estación transformadora, mi propuesta fue que se marcharan cuanto antes de aquel piso, cosa que hicieron sin dudarlo ni un segundo.

Logramos encontrar un piso de alquiler a pocos metros de donde vivían, pues no podían permitirse comprar una nueva vivienda debido a la carga económica que les suponía la enfermedad de sus dos hijos. Actualmente, me consta que están recuperados del todo, si bien, como es lógico, siguen en observación médica periódica.

Te explicaría muchos casos más, todos diferentes y a la vez con un claro origen en las radiaciones. Pero lo importante es que, si te has sentido identificado con todo o parte de lo anterior o conoces a alguien cercano que esté sufriendo una situación similar, actúes de inmediato siguiendo los consejos que te explico en el libro.

Niños hiperactivos, que no crecen, que se hacen pipí en la cama, etc.

Las geopatías afectan especialmente a los niños, que son más sensibles que los adultos y responden de forma más espontánea a cualquier estímulo externo. Les pueden afectar de diferentes maneras. Se dan casos de niños que no crecen lo normal para su edad, otros a los que no les crece el pelo e incluso algunos, ya mayorcitos, que se hacen pipí por la noche en la cama. También es muy habitual el caso de bebés que se despiertan muchas veces por la noche y lloran, así como de niños que se despiertan de manera sistemática y que van a la cama de los padres.

De entre los muchos casos que he visto en los años que llevo haciendo estudios, suelo explicar el de Lluc, un niño de dos años que experimentó un cambio radical tras el estudio de biohabitabilidad. Desde que tenía tres meses se despertaba cada noche varias veces, no una ni dos, sino ¡hasta quince veces! Los padres estaban entre desesperados y resignados. Habían recurrido ya a numerosos especialistas en sueño y a diferentes pediatras, siempre sin éxito.

Cuando los visité, lo primero que me sorprendió fue la cara de tristeza y la poca vitalidad de Lluc. Tengo dos hijos varones, así que empaticé enseguida con su estado. Lo segundo que me impactó fue encontrar una corriente subterránea de una anchura inusual, tan amplia que abarcaba todo el dormitorio del pequeño. En aquellas circunstancias era imposible encontrar un lugar adecuado para la cama, así que propuse cambiarlo de inmediato a una pequeña habitación que utilizaban como cuarto de plancha. Lluc empezó a mejorar desde la primera noche, y al cabo de dos semanas ya dormía del tirón.

Aunque estoy acostumbrado a ver mejoras en las personas cuando dejan de estar «en geopatía», el contraste entre el antes y el después fue espectacular en el caso de Lluc. El pequeño recuperó en poco tiempo la vitalidad y la sonrisa. ¡Y sus padres también!

En la siguiente página puedes observar cómo la corriente de agua atravesaba prácticamente la totalidad del dormitorio y no dejaba espacio libre para ubicar la cama.

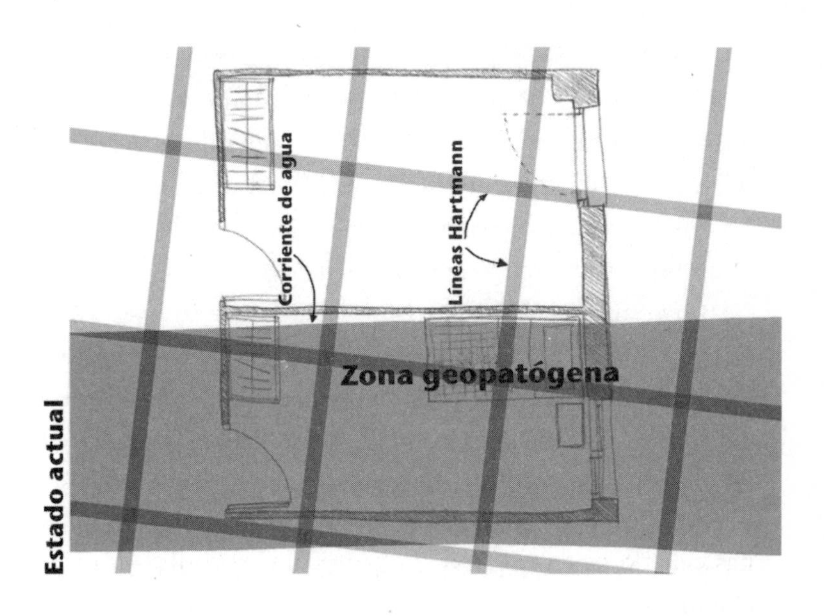
Estado actual
Corriente de agua
Líneas Hartmann
Zona geopatógena

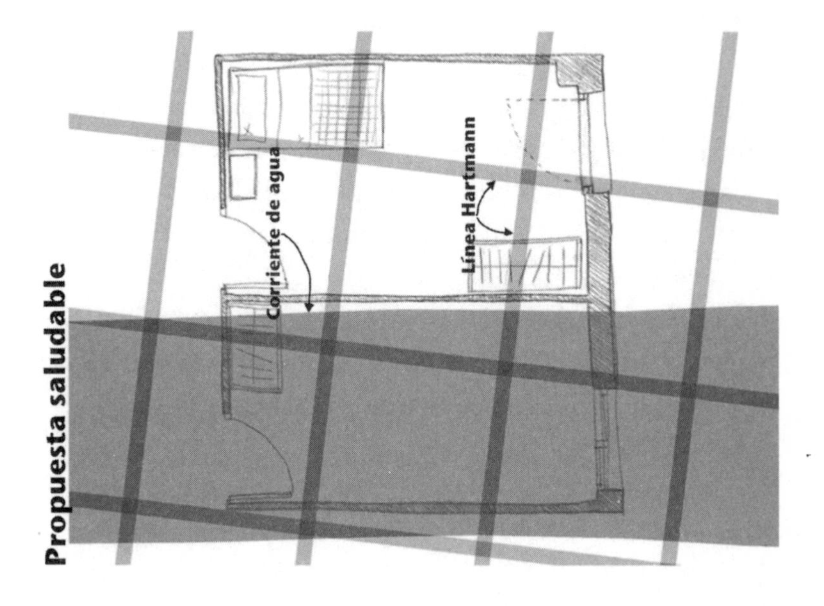
Propuesta saludable
Corriente de agua
Línea Hartmann

Los casos con niños son muy gratificantes, pues mejoran antes que los adultos cuando se les modifica el lugar de descanso. A nosotros nos cuesta más aceptar los cambios, y además tenemos prejuicios y tendemos a analizarlo todo. Los niños, en cambio, son más espontáneos y no simulan ni se autosugestionan, sobre todo los más pequeños.

Otro síntoma de geopatía en el caso de los niños, como te comentaba, es hacerse pipí en la cama. No me refiero a niños muy pequeños, en los que se considera normal, sino de cierta edad, de diez e incluso doce años. Y tampoco hablo de mojar un poco la cama puntualmente, sino de hacerse pipí casi cada noche y en una cantidad que obliga a cambiar las sábanas. En estos casos, el problema es que su cuerpo interpreta la acumulación de radiaciones como un estímulo y libera los esfínteres.

Una vez expliqué en televisión que había niños que apagando el wifi dejaban de hacerse pipí en la cama y percibí alguna mirada escéptica, de esas que te cuestionan. Al salir del plató, el regidor del programa me vino a saludar y me explicó que sus dos hijos, ya de cierta edad, dejaron de hacerse pipí el mismo día en que empezó a apagar el *router* por la noche.

En el caso de las niñas, otro signo claro de geopatía es que no les viene la regla hasta una edad muy avanzada. O que, después de venirles, tienen ciclos irregulares.

Embarazos que no llegan o se interrumpen

Cada vez más parejas tienen dificultades a la hora de concebir una criatura por la mala calidad del esperma, que ha empeorado en los últimos años debido a la exposición a diferentes sustancias, como pesticidas o químicos ambientales, pero también a la contaminación electromagnética, en especial a bajas frecuencias de tipo wifi o telefonía móvil.

Muchas de esas parejas acuden a médicos y clínicas especializados en fertilidad y se gastan un dineral en tratamientos hormonales o de otro tipo. Además del gasto, sufren un desgaste emocional al ver que esos tratamientos no dan resultado y que no consiguen el ansiado embarazo. O bien que lo consiguen y no prospera, lo cual es emocionalmente todavía más duro.

En ocasiones, la fortaleza de los padres hace que el embarazo se produzca, a menudo estando de vacaciones, por lo que hablábamos en la primera parte del libro de dormir en un lugar diferente. Luego, sin embargo, al volver a dormir en un lugar geopático, el embarazo no prospera.

También puede suceder que el embarazo vaya adelante con más o menos dificultades, pero que después el bebé presente algún tipo de problema de salud. Y es que los niños concebidos en un lugar geopático tienen muchos números de presentar problemas de déficit de atención, alteraciones dentro del espectro autista, asma, leucemia, entre otras dolencias. Suelen ser niños muy enfermizos.

Cuando la mujer está «en geopatía», a menudo no logra quedarse embarazada hasta que no sale de esta. Como sucedió en el caso de Marta y Juan, de Barcelona, que llevaban meses intentando tener hijos sin resultado. En el estudio de su hogar encontré una veta de agua bajo la cama, en el lado donde dormía Marta, como podrás ver en la siguiente ilustración.

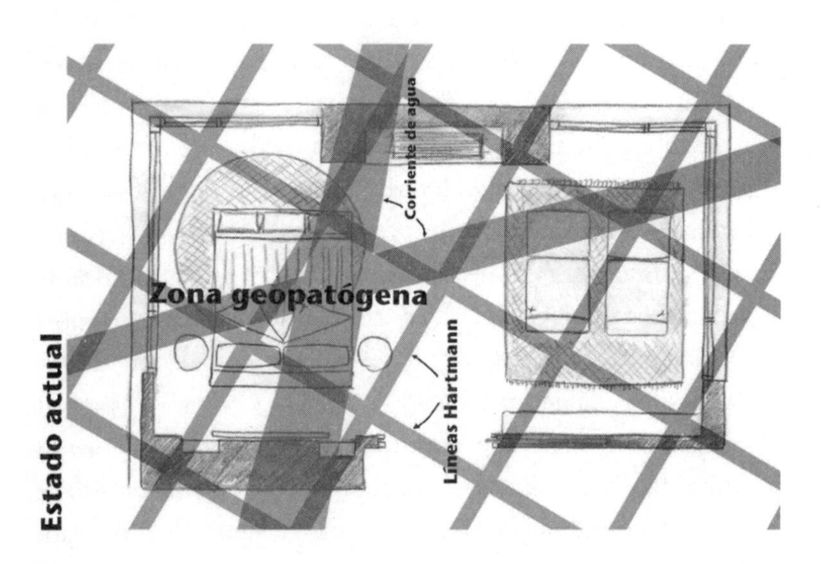

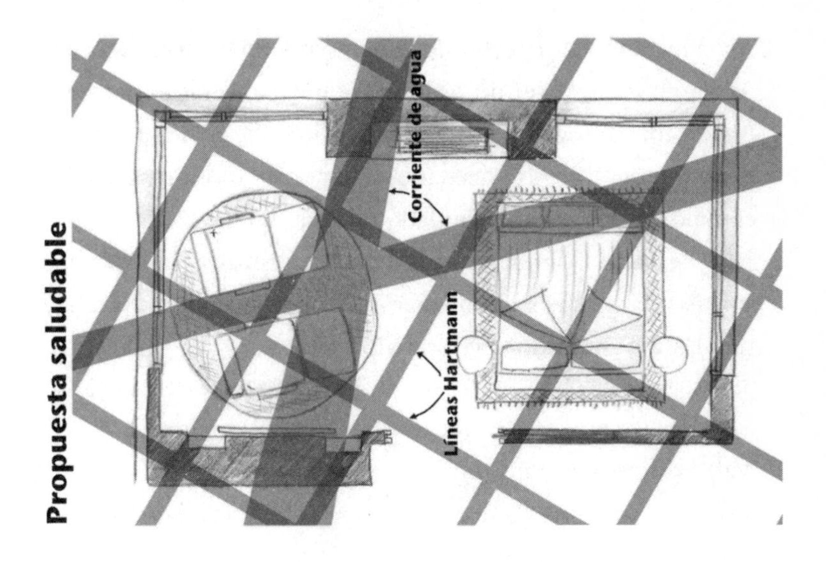

Poco después de mover la cama de lugar, Marta se quedó embarazada. Actualmente tienen dos hijos.

Pocas parejas se plantean que el problema pueda deberse a una geopatía. Se hacen pruebas de compatibilidad y ven que no hay problemas en este sentido, y a continuación se lanzan a tratamientos de fertilidad costosos que no siempre funcionan. No se plantean que tal vez es más fácil y económico que un geobiólogo analice su casa y les aconseje dónde colocar la cama. Les da vergüenza explicar algo tan íntimo a otras personas, con lo cual nadie a su alrededor puede aconsejarlos. Incluso cuando llegan a mí y voy a sus casas, al principio no suelen decirme de manera explícita cuál es su problema. Solo cuando les explico lo que he encontrado se abren y empiezan a explicarme su problema de fertilidad. Muchos se ponen a llorar y se culpan. Por eso, antes de lanzarse a tratamientos caros y arriesgados, aconsejo descartar la posibilidad de una geopatía.

Me siento satisfecho de haber ayudado a varias decenas de parejas a resolver un problema que aparentemente parecía de infertilidad, pero que en realidad se debía a que no dormían en el lugar adecuado. Cuando hemos cambiado la cama de sitio o se han mudado de casa, ha llegado el embarazo deseado. Algunas parejas se sienten muy agradecidas, e incluso algunas le han puesto mi nombre a sus hijos. ¡Ya hay tres Pere por este motivo (de momento)!

¿Dónde está mi libido?

Otra consecuencia habitual de dormir sobre una zona energéticamente alterada es la pérdida de deseo sexual. Esto puede dar lugar, entre otras cosas, a malas relaciones de pareja que en algunos casos desembocan en divorcio, pues, además de disminuir la libido, las personas están más tensas y tienden a discutir más.

Me encontré hace un tiempo con un caso curioso. En una urbanización visité una casa que en siete años había cambiado de propietarios tres veces. Siempre la alquilaban parejas, pues era, como dicen siempre los anuncios inmobiliarios, «ideal parejas». El problema era que, al poco tiempo de mudarse allí, los nuevos inquilinos siempre acababan separándose y la casa volvía a estar en alquiler. Cuando realicé el estudio geobiológico, descubrí una enorme corriente de agua bajo el lugar que ocupaba la cama de matrimonio y otra bajo el sofá del salón.

Decálogo para dormir mejor

1. No coloques radiodespertadores, teléfonos inalámbricos o móviles en la mesilla de noche, menos aún enchufados a la corriente. Si tienes un radiodespertador, cámbialo por un despertador de pilas. Si usas el móvil como despertador, ponlo en modo avión, pues así no buscará señal ni actualizará datos.
2. Desconecta el wifi por la noche. Los *routers* también generan microondas.
3. Desenchufa todos los aparatos eléctricos de tu dormitorio. Aunque no estén funcionando, los cables siguen creando campos magnéticos que pueden alterar tu descanso. Instala un desconectador de fase. Es una solución económica y cómoda.
4. Evita que la cabecera de la cama esté pared con pared con lavadoras, neveras, microondas, hornos, calderas, placas de inducción o vitrocerámica y cualquier otro electrodoméstico. Las paredes no impiden el paso de estas radiaciones ni el efecto de los campos magnéticos.
5. Mantén fuera del dormitorio todo tipo de *gadgets*: ordenadores portátiles, tabletas, móviles (salvo en modo avión), videoconsolas, etc. Si utilizas el móvil en las horas previas al sueño, hazlo con el modo *night switch* activado.

6. Baja totalmente la persiana y no dejes ninguna luz encendida, por pequeña que sea.
7. Antes de irte a la cama, camina descalzo un rato, si puede ser en contacto con la tierra. Te descargarás de las radiaciones acumuladas durante el día. El suelo natural actúa como una especie de toma de tierra que elimina la contaminación electromagnética.
8. No mires la tele en la cama antes de irte a dormir ni la apagues con el mando a distancia, para que no se quede encendido el piloto de *stand-by*.
9. Si tu casa está situada cerca de un transformador, una antena de telefonía o una torre de alta tensión, pide que te midan los valores de radiación que emiten. Si estas radiaciones artificiales llegan hasta tu casa, seguramente se podrá resolver mediante un apantallamiento.
10. Encarga un estudio de biohabitabilidad de tu hogar. Comprueba que no estás descansando sobre una corriente o un cruce de aguas subterráneas. Un geobiólogo te ayudará a detectar y medir las radiaciones que alteran tu sueño, así como a encontrar soluciones.

Decálogo para evitar las radiaciones si tienes niños o personas mayores en casa

1. No dejes ningún aparato eléctrico en el dormitorio de los niños pequeños mientras duermen; aunque estén apagados, generan campos electromagnéticos nocivos para su salud.
2. Apaga el wifi durante la noche. Los niños tienen una corteza cerebral muy fina y, por tanto, muy permeable a las radiaciones. Como en los adultos, su glándula pineal debe permanecer inalterada para producir la melatonina que necesitan para descansar, reponerse y crecer.
3. No permitas que los niños menores de 14 años utilicen de manera habitual el teléfono móvil o el inalámbrico, menos aún antes de irse a la cama.
4. Asegúrate de que tus hijos se apartan del horno microondas cuando está en funcionamiento. O, mejor aún, prescinde de su uso.
5. Si es posible, prescinde de los aparatos de vigilancia de bebés. Los vigilabebés emiten ondas de radiofrecuencia nocivas. Si realmente los necesitas, aléjalos tanto como

puedas de la cabeza del bebé, o cámbialos por un modelo de baja frecuencia.

6. Haz que tus hijos coman muchos alimentos antioxidantes, como frutas y verduras. Ayudan a paliar los efectos nocivos de las altas frecuencias.
7. Si dejas una tableta o un móvil a un niño para que juegue, desactiva el wifi. Es tan sencillo como poner en dispositivo en modo avión para que deje de buscar señal.
8. Limita el tiempo de uso de aparatos teledirigidos como coches o helicópteros, ya que muchos funcionan por wifi o *bluetooth*.
9. Procura que tus hijos no miren pantallas retroiluminadas después de la cena y antes de irse a dormir. Un uso excesivo puede influir no solo en su sueño, sino también en su rendimiento académico.
10. Si estás embarazada, reduce tanto como puedas el uso del teléfono móvil. Utilízalo solo para conversaciones cortas y aléjalo del cuerpo tanto como puedas. Siempre que sea posible, utiliza auriculares con cable.

Bibliografía, estudios y páginas web

Casa saludable. Elisabet Silvestre y Mariano Bueno. Timun Mas, 2009.

Contaminación electromagnética. Raúl de la Rosa. Terapion, 2002.

El libro práctico de la casa sana. Mariano Bueno. RBA Libros, 2005.

Geobiología: medicina del hábitat. Raúl de la Rosa. Terapion, 1994.

La buena onda. Pere León. Editorial Urano, 2016.

Las radiaciones: beneficiosas, letales, misteriosas. Martine Jaminon y Jesús Navarro Faus. Nivola, 2009.

Los relojes de tu vida, Marta Garaulet. Paidós Ibérica, 2017.

Red internacional por un medio ambiente más seguro.

Vivir en modo avión. Pere León. Editorial Urano, 2015.

Vivir sin tóxicos. Elisabet Silvestre. RBA, 2013.

www.associacioapquira.org. Asociación Apquira, para personas afectadas por la contaminación electromagnética, los productos químicos y la SQM.

www.bioelectromagnetics.org

www.bioinitiative.org. Portal de noticias de todo el mundo sobre contaminación electromagnética, cambio climático, avances científicos, etc.

www.emfinterface.com

www.escuelasinwifi.org. Escuela sin Wifi.

www.geobiologia.org. Asociación Española de Geobiología

www.greenpeace.org/espana/about/faq/preguntas-generales/contaminacion-electromagnetica.

www.physics.isu.edu/radinf

www.safer-world.org/es